从心疗病，
重塑健康人生

尹小健　皇甫长梅　著

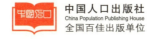
中国人口出版社
China Population Publishing House
全国百佳出版单位

图书在版编目（CIP）数据

从心疗病，重塑健康人生 / 尹小健，皇甫长梅著. -- 北京：中国人口出版社，2023.3
ISBN 978-7-5101-8823-7

Ⅰ.①从… Ⅱ.①尹…②皇… Ⅲ.①神经系统疾病—普及读物 Ⅳ.① R741-49

中国版本图书馆 CIP 数据核字（2022）第 230777 号

从心疗病，重塑健康人生
CONGXIN LIAOBING, CHONGSU JIANKANG RENSHENG

尹小健　皇甫长梅　著

责任编辑	刘继娟
策划编辑	刘继娟
装帧设计	华兴嘉誉
责任印制	林　鑫　任伟英
出版发行	中国人口出版社
印　　刷	北京柏力行彩印有限公司
开　　本	880毫米×1230毫米　1/32
印　　张	4.125
字　　数	80千字
版　　次	2023年3月第1版
印　　次	2023年3月第1次印刷
书　　号	ISBN 978-7-5101-8823-7
定　　价	39.80元

电子信箱	rkcbs@126.com
总编室电话	（010）83519392
发行部电话	（010）83510481
传　　真	（010）83538190
地　　址	北京市西城区广安门南街80号中加大厦
邮政编码	100054

版权所有　侵权必究　质量问题　随时退换

序

自古人们每每谈及健康与养生时，总会提到调心。医者叮嘱患者时，总是提醒其保持良好心态。那么，心理、心态与健康到底有何重要关联，古人怎么解析，今天如何释义呢？

中国传统文化早有"病由心生，亦可从心论治"的观念。《黄帝内经》曰，"喜伤心，怒伤肝，忧伤肺，思伤脾，恐伤肾""怒伤肝，悲胜怒；思伤脾，怒胜思；喜伤心，恐胜喜；忧伤肺，喜胜忧；恐伤肾，思胜恐"。故古代医家常采取情志五行生克法，调理气机，平复情绪以达到治病的目的。现代人凡事务实，讲求证据，体会未到，自然生疑。

吾生有涯而知无涯！人类对宇宙和自身知之甚少，科学普识：质子和中子等普通物质仅占宇宙总质能的4%。只是"宇宙配方"中的一小部分，其他96%的组分仍是一个谜。科学家们推测其中26%是暗物质，70%是暗能量。既然如此，我们何不抱开放态度，不惧未知，去探些究竟呢？

本书作者尽其所能从多维度、多层次收集证据，广征博引，特别对精神心理与健康的关系作了深入探讨。他从古今中外对健康疾病的认知开始，结合现代医学研究，详细介绍了精神心理活动如何通过激活机体边缘系统——下丘脑-垂体-肾上腺轴（HPA轴）及神经-内分泌-免疫网络系统而影响心身健康。尤其用现代分子生物学的研究热点和亮点——表观遗传学的进展，为心理活动对身体健康的影响提供了直接的微观证据。著名的心理学实验——死刑犯放血案例、负性情绪对小鼠影响实验的震撼效果，更说明了负性心理的致病性甚至致死性。

通过介绍现代量子力学的意识观，让我们认识到意识是种量子力学现象！量子力学的基础：从不确定的状态变成确定的状态，一定要有意识参与。没有确定的状态，一旦被观测或测量，也就是人的意识一参与，基本粒子的波函数就开始坍缩了，电子就会出现在某个确定的位置，而呈现出某种客观实在。念头就是测量，因此，可以说是念头产生了"客观"，从现代科学的角度，在一定程度上阐述了"心生万物"。

现代神经可塑性研究突破了以往被广泛认为的大脑生理结构一旦定型无法改变的看法，神经可塑性是终生存在的，任何时候改变自己都不嫌晚！有志者事竟成，坚持就能胜利！

总之，该书结合自身体会，立意清新，探索大胆，言之有据，为人类从心疗病，重塑人生提供了不同的思维模式和文化解读，值得阅读和玩味。

是为序。

中国工程院院士、原副院长，美国医学科学院外籍院士，
法国医学科学院外籍院士，原第四军医大学校长
2023年3月1日

前　言

健康是人类永恒的追求，也是人生的第一幸福与财富。如何祛除疾病，成为健康的主人，是影响人民、国家、社会和谐安定的重要课题。

然而，医学是一门复杂的学科，它包罗万象，纷繁复杂，至深至广，涵盖了自然科学、社会科学、经验科学、哲学等领域。在漫长的人类历史进程中，人们从未放弃对自身认知的探求，对于什么是疾病、为什么会生病、疾病的本质是什么等问题人们一直都在求索。

不同地域、不同时期的人的世界观、人生观、宇宙观等认知观念有所差异，因而产生了东、西方不同的思维模式和文化体系。中医、西医似乎是两种不可能统一的医学体系，然而，如今科技及医学水平已经有了突飞猛进的发展，为人类的健康福祉作出许多不可磨灭的贡献。

不少近代的科学成果都印证了传统中医的正确性及博大精深。2017年的诺贝尔医学奖授予了三位对生物钟进行了探究并成功阐释其内在运作机制的科学家。他们的发现解释了植物、动物和人类是如何适应自身的生物节律并与地球的转动保持同步，以及其对健康的影响。这与中医的子午流注、天人合一理论说明的生命周期现象不谋而合。这正是用现代科学实证来生动表述传统中医的基本理论，或者说用现代

从心疗病，重塑健康人生

科学的语言揭示传统中医早已发现的生命节律现象。古老而神秘的传统中医有了现代科学的印证，将会发挥更大的作用。

目前，时代变化越来越快，社会压力大，人们不知如何应对压力，导致心身疾病的发病率越来越高，心理健康也越来越受到个人、家庭、社会的重视。心理情绪对身体的影响到底有多大？它们是如何作用的？"病由心生"真的有道理吗？在此，我们将现代科学新进展与中外文化观念结合，进行一趟探索心灵之旅，希冀有所裨益，共享健康之乐。

笔者从医二十余载，对中西医均有涉猎，对现代科技及传统文化怀有深厚的兴趣和敬意，对生命奥秘充满了好奇。尤其是近十年来自己经历了一翻病痛，体会过疾病的痛苦煎熬，疗病过程中才用心自我反思学习，幸得诸位良师益友悉心陪伴指导，自己静心践行摸索终获康复。由此，笔者对疾病与健康及人生的认识有了一些切身体悟，将其用于日常生活及临床实践中，也是屡见成效。与师友交流时，有感而发，他们颇为认同，鼓励学人成书分享，共促健康。

当然，此举旨在抛砖引玉，利益群伦，笔者才疏学浅，书中难免有疏漏不足，祈望大家不吝指正，提升认知，共享幸福健康的人生！

尹小健

目　录

序　　　[1]
前　言　[3]

第一章　健康模式演绎

1. 近代健康的定义演变 / 002
2. 各个历史时期的健康模式 / 004

第二章　健康的心身灵现象与古今实践

第一节　健康与心的关系 / 010
第二节　意识的力量与作用 / 014

1. 死刑犯"放血"案例 / 014
2. 负性情绪对小鼠影响实验 / 015
3. 神奇的心理效应——皮格马利翁效应 / 016
4. 杯弓蛇影 / 019
5. 《黄帝内经》中情志致病、治病的论述及典故 / 020

第三章　现代科学对身心关系新的阐释与探索

第一节　表观遗传学的启示 / 034

1. 表观遗传调控基因表达的自感应调控器 / 034
2. 精神心理疾病的现代新认识 / 038
3. 负性刺激造成海马的相关因子的表观遗传改变 / 039
4. 母爱行为影响下一代身心健康的表观遗传证据 / 041

第二节　神经-内分泌-免疫网络的身心影响 / 044

1. 神经精神活动影响免疫功能的实验证明 / 046
2. 神经系统如何调节免疫系统 / 049
3. 神经系统可以直接调节免疫细胞 / 052

第三节　现代量子力学下新的意识观 / 055

1. 颠覆我们观念的量子力学 / 055
2. 量子力学的意识观 / 056

第四章　重塑——人体自愈力探索

第一节　《重塑大脑　重塑人生》的启示 / 062

1. 器质性疾病的重塑 / 064
2. 心理功能性疾病的重塑 / 066

第二节　从自愈力中探寻重塑之道 / 071

1. 中医对人体自愈力的认识 / 075
2. 《希波克拉底文集》对人体自愈力的探索 / 078
3. 7日自愈规律 / 079

4. 现代医学在自愈力方面的一些探索 / 080

5. 影响自愈力的因素 / 082

6. 如何养护、提升自愈力 / 089

第五章　践行案例

1. 一个令人印象深刻的"呼吸不能"案例 / 104

2. 董伯人生塑形记 / 107

3. 糖尿病是礼物 / 111

后　记 / 116
参考文献 / 119

第一章

健康模式演绎

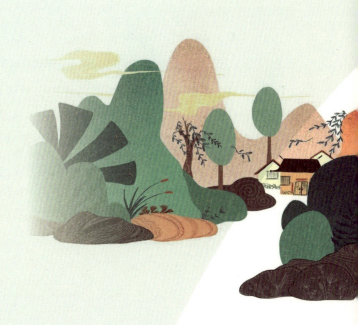

1. 近代健康的定义演变

世界卫生组织（WHO）在其宪章中给健康下了一个定义："健康不仅仅是没有疾病和不虚弱，而是一种在身体上、精神上和社会上的完美状态。"它记录于1946年6月19日至7月22日在纽约召开的国际卫生会议通过、61个国家代表于当年7月22日签署的《世界卫生组织正式记录》，并记载于1948年4月7日生效的WHO《世界卫生组织组织法》的序言上。这个概念具有划时代的意义，是至今为止应用最普遍的、认可度最高的健康概念。

1968年，WHO进一步明确健康即是"身体、精神良好，具有社会幸福感"，更加强调了人的社会属性。

1978年，WHO在《阿拉木图宣言》中对健康的含义又做了重申："健康不仅是疾病与体虚的匿迹，而是身心健康、社会幸福的完美状态。"进一步提出"健康是基本人权，达到尽可能的健康是全世界一项重要的社会性指标"。同年，WHO在《阿拉木图宣言》中制定了健康的10条标准，从处事能力、生活态度、睡眠、适应环境能力、身体状态等方面描述健康，具体如下：

（1）充沛的精力，能从容不迫地担负日常生活和繁重的工作而不感到过分紧张和疲劳。

（2）处世乐观，态度积极，乐于承担责任，事无大小，不挑剔。

（3）善于休息，睡眠良好。

（4）应变能力强，能适应外界环境中的各种变化。

（5）能够抵御一般感冒和传染病。

（6）体重适当，身材匀称，站立时头、肩、臀位置协调。

（7）眼睛明亮，反应敏捷，眼睑不发炎。

（8）牙齿清洁，无龋齿，不疼痛，牙龈颜色正常，无出血现象。

（9）头发有光泽，无头屑。

（10）肌肉丰满，皮肤有弹性。

1986年，首届国际健康促进大会制定的《渥太华宪章》对健康的定义做了进一步说明："健康是每天生活的资源，并非生活的目的。"健康是一种积极的概念，强调社会和个人的资源以及个人躯体的能力。良好的健康是社会、经济和个人发展的主要资源和功能，是生活质量的一个重要方面。健康被视为一种最重要的资源，更加强调了健康的实用价值和意义。

1989年，WHO又将健康的定义修改为：健康不仅是身体没有疾病，而且还要具备心理健康、社会适应良好、道德健康。

人们对健康的认识，一直受各个历史时期人类对自身与大自然的领悟程度、当时的科学发展水平和哲学思想的影响，在不同的历史阶段，人类的健康认知模式也随着时代的变化在相应地演变、提升。

可见，健康这个概念是随着人类认知和时代变化而更新的，那就让我们从历代健康模式的演变来追寻健康的真谛吧。

2. 各个历史时期的健康模式

（1）古老朴素自然的健康模式

人类对健康的认识与对疾病的认识是分不开的。

人类早期对健康的认识充满神话色彩。例如，公元前1万年的史前文明认为，疾病是由体外的邪魔或恶灵侵入人体产生的，把邪魔从体内驱除就能达到健康状态。在古巴比伦和亚述时期，人们认为健康是上帝的恩赐，古代以色列的人们认为上帝是唯一的健康主宰。

虽然人类早期大都把健康归为神的意志，然而，与此同时人类也已经开始了对健康的理性思考，这主要体现在"平衡"理念的出现。

最有代表性的是公元前500年希波克拉底创立的"体液理论"学说。该学说认为人体的生命活动取决于四种体液：血液、黏液、黄胆汁、黑胆汁。当这四种体液的比例、能量和体积配合得当，并且完美地混合在一起时，就达到了健康状态。并且他指出，人体的健康还与季节、风、水、土壤等环境因素和生活方式有关。从希波克拉底的学说中可以看出，他认为要把人作为一个整体来看待，并已经认识到环境因素和生活方式对于健康的重要性。

巧合的是，在我国古代早有"天人合一、阴阳平衡"的健康观念。中医经典《黄帝内经》指出，自然界的变化可以直接或间接地影响人体的健康，也认识到身心情绪与人的健康息息相关，并提出"阴阳五行失衡""七情内伤"等致病的学说。

古印度亦有"四大（地、水、火、风）失调致病"学说，以及内典《净名经》中"万病皆由心生"的精妙阐述。

这些理念一直影响着中医、藏医、回医等诊治思维，这些观念历久弥新，仍鲜活地在指导现行的临床实践，有效地解除人们的病痛。如《黄帝内经》开篇即阐明一个人必须在天时、人事、精神方面保持适当的和有层次的协调才能达到健康。一个真正健康的"常人"应该符合以下三个条件：合天时，"处天地之和，从八风之理，法于阴阳，和于术数"；合人事，"适嗜欲于世俗之间，无意嗔之心，行不欲离于世，被服章，举不欲观于俗，外不劳形于事，内无思想之患，以恬愉为务，以自得为功"；调养心神，"志闲而少欲，心安而不惧，形劳而不倦，恬淡虚无，真气从之，精神内守，病安从来"。这些均强调了心态平稳愉悦、道德健康、心理安定以及社会、环境、天地的和谐等方面对健康的重要性。1989年WHO新增了道德健康为健康的重要组成部分，也体现出与古代健康概念的异曲同工之妙以及古人的超卓智慧。

2017年，诺贝尔生理学与医学奖授予杰弗理·霍尔（Jeffrey C. Hall）、迈克尔·罗斯巴殊（Michael Rosbash）与迈克尔·杨（Michael W. Young），以表彰他们从现代科学的角度揭示了昼夜节律影响健康的分子机制。这与流传于中国千百年的生物钟理论与中医的子午流注、天人相应理论说明的生命周期现象不谋而合。用现代科学实证来生动表述传统中医的基本理论，或者说用现代科学的语言诠释传统中医早已发现的生命节律现象，也让人们可以重新审视东方古老文明。

其实，近年来国内外科学家及有识之士一直尝试用各种现代理念、手段，深入探讨、印证这些前人的伟大智慧，已经取得了不少令人振奋的结果。当然，仍然有人认为古人受生产力发展及科学技术水平的制约，其所持有的健康观多是唯心、迷信的。

（2）近代机械的健康模式

工业革命后的近代社会，受机械唯物论的影响，在以唯人体解剖学及唯病理为标准的医学思维作用下，有人认为保护健康就如同维护机器一般，肉体器官的正常工作状态就是健康。这种单一机械的健康概念未考虑到人的社会性和生物的复杂性而被逐渐扬弃。

（3）生物健康模式

随着文艺复兴的开始，教会的禁锢逐渐被打破，科学、技术、文化等领域均进入了快速发展的时期。当时，霍乱、鼠疫、天花等传染病是威胁人类生存的主要疾病。在与传染病的斗争中,细菌学和病理学等自然科学得到迅猛发展,也为"生物医学模式"的产生奠定了基础。在其导向下,人类发明了疫苗和抗生素,感染性疾病的治疗取得了长足的进步。

这一模式广泛流行于19世纪和20世纪初,认为疾病是由于单一的病原微生物引起的,偏重于自然因素,忽视了疾病的多元性,很多疾病的出现往往综合了生物、心理、社会等多方面的因素。许多严重的感染性疾病往往是多方面因素使得机体免疫力明显低下时,致病菌才泛滥致病。

(4)生物-心理-社会的健康模式

生物医学模式的弊端在20世纪中叶开始逐渐显现,人们认识到很多疾病的出现往往综合了生物、心理、社会等多方面的因素。特别是认识到社会环境对健康的影响,从而使健康的概念延伸到社会因素、心理因素和个人行为,逐步形成了综合性协调发展的健康概念,从而产生了新的健康模式:生物-心理-社会。这种目前流行的模式将人看作复杂的、具有生物、心理和社会属性的人,强调社会、心理因素在健康与疾病之间的重要作用,强调人际关系、社会压力、个体因素和认知对健康的影响。不单要调治躯体疾病,还要帮助个体改善社会适应能力及心理调适,对人的心理、行为方式等方面给予较全面的关注。因而才有1946年WHO在其宪章(该宪章于1948年生效)中把健康定义为:"健康不仅仅是没有疾病和不虚弱,而是一种在身体上、精神上和社会上的完美状态。"这一定义体现了积极的和多维的健康观。

综上所述,我们可体会到随着人类科技的发展、眼界的开阔、认知水平的不断进步,人们越来越重视心理对健康的影响。

(皇甫长梅　尹小健)

第二章

健康的心身灵现象与古今实践

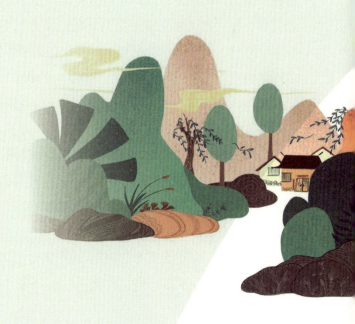

第一节 健康与心的关系

健康与疾病是人体的两种状态，了解疾病与心的关系，便会明白健康与心的关联。

目前，对疾病的诸多认识中较公认的概念为：疾病是机体在一定病因作用下，内环境稳态失衡而发生的异常生命活动过程，是"对人体正常形态与功能的偏离"。是在疾病过程中，躯体、精神及社会适应上的完好状态被破坏，机体进入内环境稳态失衡、与环境社会不相适应的状态。简而言之，就是机体内稳态的失衡。这是对疾病本质的高度概括（中医则高度概括为阴阳失衡）。

当然，人们对疾病的定义或概念，亦如健康一样，在不同历史阶段有着不同见解，争鸣未休。在对疾病的认识上，人们有种种观点，我们不在这里赘述，现在我们主要来探讨一下疾病与心理情绪方面的关系。

例如"病"字里面有个"丙"。在中国传统文化中，"丙"代表五脏里的心，又象征火，火者，毁也。《释名·释天》写道:"火,言毁也,物入中皆毁坏也";《释名·释天》写道:"火为生气等,如火冒三丈(发火;生气)";"丙火"即"心火"。"心火"乃失调的七情六欲,是不良的情绪和错误的观念,如过度的悲伤、忧虑、喜悦、恐惧、愤怒、抱怨……心理失调就会损毁身体,人就易得病。可见,古人早已发现心理失调是导致疾病的非常重要因素,与祖国传统医学认为七情偏盛就是导致发病的重要原因相应。其实,我们日常见到人们发怒时,面红耳赤、血压高,甚至可诱发心肌梗死及脑卒中等都是例证(见图2-1)。现有研究也发现,发怒可以将

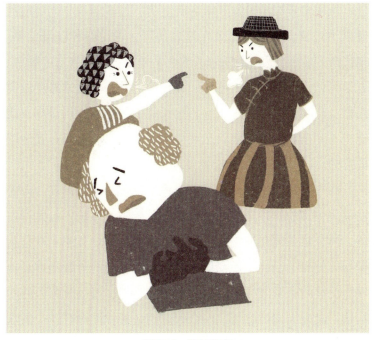

图 2-1 情绪致病

心脏疾病风险在两小时内提升750%，心怀恶意会增加1倍的死亡风险等。

再如"药（藥）"字。繁体"藥"从"艸（草）"，乐声。本义为治病草也，泛指一切可以治病的东西。自古就有"乐者，药也"的看法。音乐是怡养心神、祛病延年的一剂良药。我国利用音乐治疗疾病最早见于《内经》，里面详细记载了宫、商、角、徵、羽五音配合心、肺、肝、脾、肾五脏的生克关系，调治喜、怒、忧、思、悲、恐、惊七情所致疾病的论述。宫为脾之音，过思伤脾，可用宫音以治过思；商为肺之音，过忧伤肺，可用商音以治过忧；角为肝之音，过怒伤肝，可用角音以治过怒；徵为心之音，过喜而伤心，可用徵音以治过喜；羽为肾之音，过恐伤肾，可用羽音以治过恐。现代研究发现，人体细胞能发出各种电磁波，有各自的频率。有学者认为，健康的人体如同和谐的交响乐，人体器官如同乐器，药物亦如同音乐，有相生相克的关系，运用得当，就能将不和谐旋律的疾病状态调成和谐的韵律，进而达到健康的目的。

如今音乐疗法越来越受到重视和提倡，研究发现，人处在优美悦耳的音乐环境之中，可以改善神经系统、心血管系统、内分泌系统和消化系统的功能，促使人体分泌一种有利于身体健康的活性物质，可以调节体内血管的流量和神经传导。良性的音乐能提高大脑皮层的兴奋性，可以改善人们的情绪，激发人们的感情，振奋人们的精神。同时有助于消除心理、社会因素所造成的紧张、焦虑、忧郁、恐惧等不良心理状态，提高应激能力。近年来，欧美等国将音乐疗法广泛应用于综合医院临床，特别是治疗头痛、手术疼痛、睡眠障碍、心身疾病（如胃肠植物神经紊乱）、心血管综合征、高血压、皮肤疾病、妇产科疾病、抑郁和焦虑、免疫性疾病等。我国和日本等亚洲国家也在广泛运用音乐疗法，并推广在卒中的语言功能康复等方面，取得良好效果。

可见乐（樂）是生命的美好旋律，心平气和，心情舒畅就可以和谐身心，治病强身。俗话说"笑一笑，十年少"。快乐的人，少烦恼、身体好，自然容易显得年轻。笔者虽是医者，之前也认为这只是一些口头禅、顺口溜，在经历过一场疾病波折后才知它确有深意，颇有同感，由衷地佩服中华民族先哲的真知灼见！历代中国先贤们早已发现疾病的根本所在——病由心生。从心疗病，确实可以重塑健康美好的人生。

第二节　意识的力量与作用

心理状态、意识对健康如此重要，那意识的作用力到底有多大呢？其实，只要用心搜寻，就会发现，在人类历史进程中，早有许多令人印象深刻的生动案例与探索的记载，深入浅出地揭示了意识的强大作用力，它们发人深省，令人深受启发。

1. 死刑犯"放血"案例

美国著名的心理学家加德纳做过一个震撼人心的实验。他与一名已定罪的死刑犯人商定，次日将会以放血的形式执行死刑。实验在手术室里进行，犯人在一个小房间里躺在床上，一只手伸到隔壁的一个大房间。他听得到却看不见隔壁的护士与医生的执行情况。护士问医生："准备5个放血瓶够吗？"医生回答："不够，这个人块头大，要准备7个。"接着护士在犯人的手臂上用刀尖点一下，代表开始放血，并在他手臂上方用一根细管子放热水，热水顺着犯人的手臂一滴一滴地滴进瓶子里。犯人感觉是自己的血在一滴一滴地被放出，滴到第3瓶时他已经开始休克，滴到第5瓶时他便死了，但实际上整个过程中没有从他身上放出过一滴血。

这个具有历史意义的心理实验实在令人触目惊心、印象深刻。它用事实告诉世人：精神心理是生命的支柱，说明了心灵意识对自身机体的巨大作用，关乎生死，不可不知，不可不慎。

2. 负性情绪对小鼠影响实验

美国著名生理学家艾尔马曾进行一项气水实验：他把玻璃试管放在冰水混合物中，以收集人们在不同情绪状态下呼出的气体，进行相应的观察和研究。他发现，当一个人心态平和时，所呼出的气冷却于水中，水是澄清透明的；伤心时呼出的气冷却于水中，水中有白色沉淀产生；生气时呼出的气冷却于水中，水中则有轻微的淡紫色沉淀。艾尔马将这些水分别注入不同小鼠的身上，结果被注射"生气的水"的那些小鼠在短短几分钟内就死亡了。

据此得出一个结论：人在生气时体内会产生具有一定生物毒性的分泌物，这些分泌物可以毒害身体。

3. 神奇的心理效应——皮格马利翁效应

古希腊神话中有这样一个故事：塞浦路斯的国王皮格马利翁是一名技艺精湛的雕塑家，他用象牙雕塑了一位美丽可爱的少女。这个作品太完美了，让他情不自禁地爱上了这个"少女"，并给她取名叫盖拉蒂。他还给盖拉蒂穿上美丽的长袍，并且拥抱它、亲吻它，他真诚地期望自己的爱能被"少女"接受，但它依然是一尊雕像。皮格马利翁感到很绝望，他不愿意再受这种单相思的煎熬。于是，他就带着丰盛的祭品来到阿佛洛狄忒（古希腊神话中爱与美的女神）神殿求助，他祈求女神能赐给他一位如盖拉蒂一样优雅、美丽的妻子。他的真诚感动了阿佛洛狄忒女神，女神决定帮助他。

皮格马利翁回到家后，径直走到雕像旁，凝视着它。这时，雕像发生了变化，它的脸颊慢慢地呈现出血色，它的眼睛开始释放出光芒，它的嘴唇缓缓张开，露出了甜蜜的微笑。盖拉蒂向皮格马利翁走来，她用充满爱意的眼神看着他，浑身散发出温柔的气息。不久，盖拉蒂开始说话了，并回应了他的爱。皮格马利翁惊喜万分，与盖拉蒂真实地生活在一起。皮格马利翁的雕塑成了他的妻子，他称他的妻子为伽拉忒亚，他们从此过上了幸福的生活。

人们从皮格马利翁的故事中总结出了"皮格马利翁效应"（见图 2-2）：期望和赞美能产生奇迹。这在心理学领域的影响很大，并且衍生出了"说你行，你就行，不行也行；说你不行,你就不行,行也不行"的罗森塔尔效应(见图2-3)。

1968年,美国哈佛大学教授罗森塔尔与他的助手雅各布森将这一美丽的传说引入了教学领域。在一所小学一年级至六年级进行了一次"预测未来发展"的有趣实验。他们先对六个年

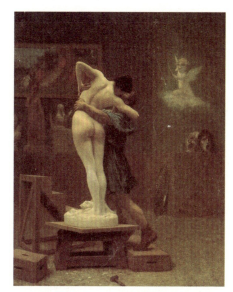

图2-2 皮格马利翁效应

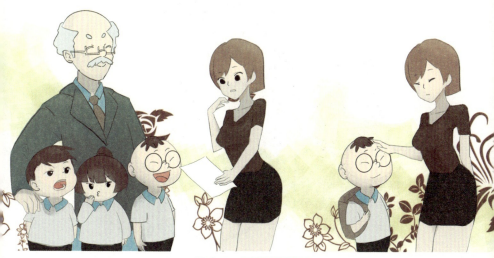

图2-3 罗森塔尔效应

级各个班进行了一次智力测验，然后从中随机抽取了 20% 的学生名单作为"最具发展前途者"悄悄交给校长，并预言这些学生将来肯定会出类拔萃。8 个月后，罗氏重返该校验证他的实验结果，又对学生进行了一次智力测验。经统计对比，当初列入名单的学生智力发展果真达到了较高的水平，有一些人真是出类拔萃了。校长钦佩并称赞心理学家独具慧眼，而罗氏自己却胸中有数。原来这些"最具发展前途者"并非心理学家所精心筛选，只是他随机圈定的！于是，罗森塔尔和助手雅各布森据此提出罗森塔尔效应，又称为"皮格马利翁效应"或"期待效应"，抑或"赞美效应"（见图 2-4）。

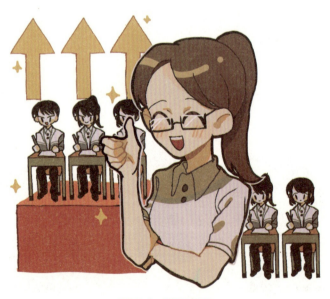

图 2-4　赞美效应

这一著名的心理学效应说明人心中相信什么,就会成就什么,你得到的正是你强烈期待的。死刑犯放血案例这个恐怖的实验效应也是该效应的反面例证。心理效应在乎人心的方向、心的认同。

凡所关注,必有增强!近年流行的积极心理学也正是体现了这一宗旨。积极心理学是一门严谨的科学,用科学的原则和方法研究探索幸福的秘密,人类的美德,如爱、宽恕、感激、智慧和乐观等,是看待生活和生命的新视角、新思想,倡导心理学的积极取向、研究人类的积极心理品质、关注人类的健康幸福与和谐发展。积极心理学被认为是心理学领域的一场革命和新里程碑,主张多关注优势、正面的理论与实践的方法,让生活更幸福。

4. 杯弓蛇影

从前,有一名官员设宴款待老朋友,朋友座位背后的墙上挂着一张弓。朋友端起酒杯,正欲饮酒的那一瞬,似乎瞥见酒杯中有一条小蛇,可他已经将那杯酒喝进肚里了。于是这朋友又惊又怕,回到家更觉得浑身不适、寝食不安。他请了好多医生,用了许多办法治疗均不见好转。

官员好长时间未见老友再来,深感奇怪,便到该朋友家去探访。见朋友形容憔悴,急问缘由。朋友也如实相告:"自那次在你家喝酒,因酒杯里有一条小蛇被我吞进肚里,回家后就一病不起了。"

官员觉得蹊跷，他回家琢磨这事，猛然见到了墙上挂着的弓，心里顿时明白。次日，他专程请老友再到家中，重摆宴席，依旧让朋友坐在原位。朋友举起酒杯一看，杯中又出现了蛇影，正在惊恐时，官员也端着酒杯走到了朋友的位置，官员见到自己的酒杯里面同样有条蛇影（见图2-5）。他再请朋友端着那杯酒离开那个位置，杯中蛇影就消失了。这时官员指着墙上挂的弓让朋友仔细看，朋友这才恍然大悟。此后，没几天朋友的病就好了。

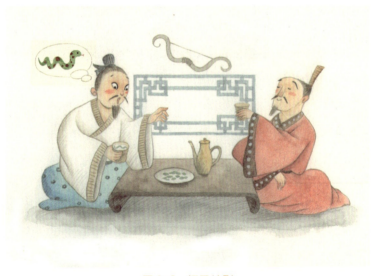

图2-5 杯弓蛇影

5.《黄帝内经》中情志致病、治病的论述及典故

中医自古就认识到心理情绪过激可以致病，《黄帝内

经》有"喜伤心,怒伤肝,忧伤肺,思伤脾,恐伤肾"。反之,情绪也能治病,"怒伤肝,悲胜怒(以金制木);思伤脾,怒胜思(以木制土);喜伤心,恐胜喜(以水制火);忧伤肺,喜胜忧(以火制金);恐伤肾,思胜恐(以土制水)"(见图2-6)。采取情志五行生克法,调理气机,平复情绪以达到治病目的。下面,我们举些例子供大家参详。

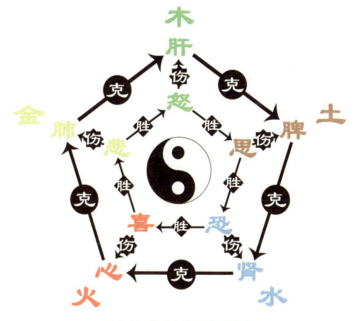

图 2-6 情志五行生克示意图

(1)以恐胜喜,疗效显著

《范进中举》中范进岳父用恐吓的手段治好了范进因中举过喜而引发的疯病,就是中医恐胜喜(以水制火)的具体运用。

（原文摘录）

到出榜那日，家里没有早饭米，母亲吩咐范进道："我有一只生蛋的母鸡，你快拿到集上去卖了，买几升米来煮餐粥吃，我已是饿的两眼都看不见了。"范进慌忙抱了鸡，走出门去。才去不到两个时辰，只听得一片声的锣响，三匹马闯将来。那三个人下了马，把马拴在茅草棚上，一片声叫道："快请范老爷出来，恭喜高中了！"母亲不知是甚事，吓得躲在屋里，听见了，方敢伸出头来，说道："诸位请坐，小儿方才出去了。"那些报录人道："原来是老太太。"大家簇拥着要喜钱。正在吵闹，又是几匹马，二报、三报到了，挤了一屋的人，茅草棚地下都坐满了。邻居都来了，挤着看，老太太没奈何，只得央及一个邻居去寻他儿子。

那邻居飞奔到集上，一地里寻不见；直寻到集东头，见范进抱着鸡，手里插个草标，一步一踱的，东张西望，在那里寻人买。邻居道："范相公，快些回去！恭喜你中了举人，报喜人挤了一屋里。"范进当是哄他，只装不听见，低着头往前走。邻居见他不理，走上来，就要夺他手里的鸡。范进道："你夺我的鸡怎的？你又不买。"邻居道："你中了举了，叫你家去打发报子哩。"范进道："高邻，你晓得我今日没有米，要卖这鸡去救命，为甚么拿这话来混我？我又不同你顽，你自回去罢，莫误了我卖鸡。"邻居见他不信，劈手把鸡夺下，掼在地下，一把拉了回来。报录人见了道："好了，新贵人回来了。"正要拥着他说话，范进三两步走进屋里来，见中间报帖已经升挂起来，上写道：捷报贵府老爷范讳进高中广东乡试第七名亚元。京报连登黄甲。

范进不看便罢,看了一遍,又念一遍,自己把两手拍了一下,笑了一声,道:"噫!好了!我中了!"说着,往后一跤跌倒,牙关咬紧,不省人事。老太太慌了,慌将几口开水灌了过来。他爬将起来,又拍着手大笑道:"噫!好!我中了!"笑着,不由分说,就往门外飞跑,把报录人和邻居吓了一跳。走出大门不多路,一脚踹在塘里,挣起来,头发都跌散了,两手黄泥,淋淋漓漓一身的水。众人拉他不住,拍着笑着,一直走到集上去了。众人大眼望小眼,一齐道:"原来新贵人欢喜疯了。"老太太哭道:"怎生这样苦命的事!中了一个甚么举人,就得了这拙病!这一疯了,几时才得好?"娘子胡氏道:"早上好好出去,怎的就得了这样的病!却是如何是好?"众邻居劝道:"老太太不要心慌。我们而今且派两个人跟定了范老爷。这里众人家里拿些鸡蛋酒米,且管待了报子上的老爹们,再为商酌。"

当下众邻居有拿鸡蛋来的,有拿白酒来的,也有背了斗米来的,也有捉两只鸡来的。娘子哭哭啼啼,在厨下收拾齐了,拿在草棚下。邻居又搬些桌凳,请报录的坐着吃酒,商议他这疯了,如何是好。报录的内中有一个人道:"在下倒有一个主意,不知可以行得行不得?"众人问:"如何主意?"那人道:"范老爷平日可有最怕的人?他只因欢喜狠了,痰涌上来,迷了心窍。如今只消他怕的这个人来打他一个嘴巴,说'这报录的话都是哄你,你并不曾中。'他这一吓,把痰吐了出来,就明白了"。众邻都拍手道:"这个主意好得紧，妙得紧！范老爷怕的，莫过于肉案上的胡老爹。好了！快寻胡老爹来。他想是还不知道，在集上卖肉哩。"又一个人道："在集上卖肉，他倒好知道了；他从五更鼓就往东头集上迎猪，还不曾回来。快些迎着去寻他。"

一个人飞奔去迎，走到半路，遇着胡屠户来，后面跟着一个烧汤的二汉，提着七八斤肉，四五千钱，正来贺喜。进门见了老太太，老太太大哭着告诉了一番。胡屠户诧异道："难道这等没福？"外边人一片声请胡老爹说话。胡屠户把肉和钱交与女儿，走了出来。众人如此这般，同他商议。胡屠户作难道："虽然是我女婿，如今却做了老爷，就是天上的星宿。天上的星宿是打不得的！我听得斋公们说：打了天上的星宿，阎王就要拿去打一百铁棍，发在十八层地狱，永不得翻身。我却是不敢做这样的事！"邻居内一个尖酸人说道："罢么！胡老爹，你每日杀猪的营生，白刀子进去，红刀子出来，阎王也不知叫判官的簿子上记了你几千铁棍；就是添上这一百棍，也打甚么要紧？只恐把铁棍打完了，也算不到这笔账上来。或者你救好了女婿的病，阎王叙功，从地狱里把你提上第十七层来，也不可知。"报录的人道："不要只管讲笑话。胡老爹，这个事须是这般，你没奈何，权变一权变。"屠户被众人局不过，只得连斟两碗酒喝了，壮一壮胆，把方才这些小心收起，将平日的凶恶样子拿出来，卷一卷那油晃晃的衣袖，走上集去。众邻居五六个都跟着走。老太太赶出来叫道："亲家，你只可吓他一吓，却不要把他打伤了！"众邻居道："这自然，何消吩咐。"说着，一直去了。

　　来到集上,只见范进正在一个庙门口站着,散着头发,满脸污泥,鞋都跑掉了一只,兀自拍着掌,口里叫道:"中了!中了!"胡屠户凶神似的走到跟前,说道:"该死的畜生!你中了甚么?"一个嘴巴打将去(见图2-7)。众人和邻居见这模样,忍不住的笑。不想胡屠户虽然大着胆子打了一下,心里到底还是怕的,那手早颤起来,不敢打到第二下。范进因这一嘴巴,却也打晕了,昏倒于地。众邻居一齐上前,替他抹胸口,捶背心,舞了半日,渐渐喘息过来,眼睛明亮,不疯了。众人扶起,借庙门口一个外科郎中的板凳上坐着。胡屠户站在一边,不觉那只手隐隐的疼将起来;自

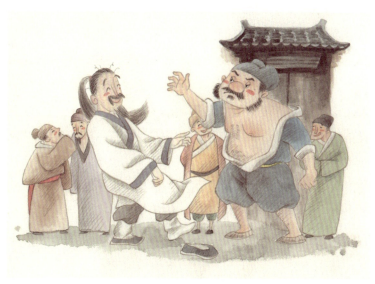

图 2-7 《范进中举》中以恐胜喜

己看时，把个巴掌仰着，再也弯不过来。自己心里懊恼道："果然天上'文曲星'是打不得的，而今菩萨计较起来了。"想一想，更疼的狠了，连忙向郎中讨了个膏药贴着。

范进看了众人，说道："我怎么坐在这里？"又道："我这半日，昏昏沉沉，如在梦里一般。"众邻居道："老爷，恭喜高中了。适才欢喜得有些引动了痰，方才吐出几口痰来了，好了。快请回家去打发报录人。"范进说道："是了。我也记得是中的第七名。"范进一面自绾了头发，一面问郎中借了一盆水洗洗脸……

此着以恐胜喜，果然疗效显著！

（2）以怒胜思，功过兼半

《吕氏春秋》记载了战国时代的齐闵王，因内忧外患，思虑过度，弄得自己整日闷闷不乐，身虚体弱，虽多方请人医治，仍未见成效。齐国太子和王后多方打探后，才闻知邻近的宋国有一位医术高明的名医文挚，连忙派人从宋国盛情请来文挚大夫给齐王诊治。文挚详细诊察了齐王的病情后神色凝重，退下不语。太子急问："我父王的病还有救吗？"文挚回答："齐王的病是有方可治，并且是可以治好的。只是，在我看来齐王的病若用我的方法治好了，大王会断然杀了鄙人的！"太子吃惊地问："这是为何？"文挚说："齐王的病必须采用激怒他的方法治疗，否则难以治愈，若我激怒了齐王，鄙人的性命也就难保了。"太子救父心切，急忙向文挚恳求说："如果先生能治好父王的病，我和母后拼死也要保住您。"文挚推辞不过，只得应允："那我就把这条命送给齐王了。"

于是，文挚与太子、齐王约好诊期。第一次，文挚故意不守信誉，失约没来。第二次再约，他又没来。只好又约第三次，他依然失约。齐王见文挚屡屡爽约，已是甚感恼怒。然而一天，文挚突然造访，鞋也不脱，径直踏上齐王的床，踩着齐王的衣服，问齐王的病情。齐王气得不理他，文挚又用更重的言辞来激怒齐王，齐王气得大吼一声，从病床上翻身起来不断地大骂文挚。这一怒一骂，一宣泄，齐王的病情就开始明显好转了。齐王病情是好多了，但他余怒难消，下令杀了文挚。虽太子和王后赶忙上前跪地求情、多方劝解，齐王还是觉得自己受到了极大的侮辱，不顾太子和王后的苦苦哀求和解释，终将文挚投入鼎中活活给煮了！

无独有偶，《华佗传》记载了这样一个案例。有一郡守因为思虑过度，致使身体虚弱，浑身乏力，到处寻医未果，听闻华佗医术高明，于是百般恳请华佗为他医治。华佗明了病情后，认为须让他大怒一场才可病愈。于是，他就对郡守的邀请爱答不理，不紧不慢地应付着他，并未答应他什么。郡守以为华佗是为了索要财物，于是不断地给华佗送礼。华佗毫不客气地把这些贵重礼物照单全收了，但却不让郡守得到期望的回应，还特意写了一封长信来大骂郡守。这下彻底把郡守激怒了，气得他吐出了好几口瘀血，之后就浑身舒畅多了。然而，郡守却是不依不饶，非要派人去追杀华佗。幸好郡守儿子闻讯后急忙采取措施，及时制止了父亲的暴行，方才化解了华佗的杀身之祸。

这就是用了怒则气上,以怒胜思的情志疗法,疗效显著。

(3)以喜疗悲,笑哭有道

元朝有位年轻秀才,新婚后夫妻感情和睦,生活融洽,可惜好景不长,妻子不久就病逝了。秀才深受打击,整日悲伤哭泣,足不出户,一段时间后便卧床不起了。秀才父亲心疼儿子,为他四处求医,均无起色。

有一天,秀才父亲偶遇当时名医朱丹溪,随即央求朱丹溪救救他儿子。朱丹溪详细询问了病人病情,对来龙去脉了解清楚后,仔细为秀才切脉,然后自言自语地说:"你怕是有喜了吧?看你整日茶饭不思,浑身无力,对吧,这就是有喜了,我给您开个保胎方。"然后像煞有介事地拿起纸笔写起保胎方。这时,那秀才不禁捧腹大笑:"什么名医,连男女都分不清。"朱丹溪也不以为意,悄然微笑。

此后,秀才每每想起此事,都要不由自主地笑上一阵子。过了半个月,他的身体不知不觉地就好起来了。此时,明眼人方才点醒秀才,此乃朱丹溪故施疗病之计。秀才这才恍然大悟,由衷地钦佩朱丹溪的医德医术。朱丹溪先生不惜放下医生的矜持和严肃,以逗乐的方法让患者不由自主地发笑,使得其情志顺畅调和,疾病自去。

常言道"笑一笑,十年少"(见图2-8),轻松愉悦的心情有益健康。坠入爱河、开怀大笑、心怀感激的人在情志上的表现是愉悦的心情,有幸福的感觉,也就是"喜"的情绪。现有研究显示,笑的良好功能有:大笑1分钟相当于45

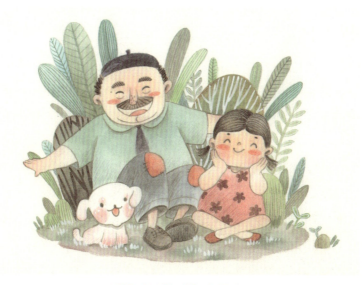

图 2-8 笑一笑,十年少

分钟的放松运动,笑能够提升血液、唾液中的抗体水平,增加自然杀伤细胞的数量,这些能提升机体免疫力,加速对抗癌细胞的免疫应答。笑能刺激大脑分泌一种能让人欣快的激素——内啡肽,它能使人心旷神怡,止痛作用相当于吗啡的40倍。

研究显示,机体存在神经-内分泌-免疫网络系统,三大系统各具独特功能,又相互交联,互相影响,形成调节环路。这个网络通过感受内外环境的各种变化,加工、处理、储存和整合信息,共同维持内环境的稳态,保证机体生命活动正常运转。神经、内分泌和免疫三大调节系统以共有、共享的一些化学信号分子为通用语言进行经常性的信息交流,相互协调，构成整体性功能活动调节网络。笑能使机体的神经－内分泌－免疫网络处在较佳的工作状态。

为了进一步验证笑对身体带来的益处，美国心理学家李·伯克让14位志愿者观看一段20分钟的笑话录像，检测他们在观看之前和观看之后的血压和胆固醇水平。结果发现，这些志愿者在"大笑运动"后，血压和胆固醇水平都有所降低。所以，"笑一笑，十年少"确有科学道理，有其生理学调节机制。

美国俄亥俄州立大学的研究人员更是发现，坠入爱河会使人一年内神经生长因子水平处于增高状态，这一类似激素的物质会刺激新的脑细胞生长，有助于神经系统的恢复并增强记忆力；而开怀大笑能使人减轻心理压力，有利于保护血管内皮，减少心脏病发作的概率；同时发现与之相反的动情痛哭也会伴随着压抑情绪释放，分泌更多激素和神经传递素，去除体内导致压抑的化学成分，促进机体健康。这与中医悲胜怒有共通之处。

人在有各种负面情绪的时候，容易哭泣，这未尝不是机体的一种自我保护。人适当哭泣，能把怒气和郁闷宣泄出来，将身上的毒素也排了出去，让身体脏腑功能得以调养，有益于人体健康。所以，有不少中医或心理治疗师为了患者的健康，建议或设法让心里憋屈的人哭出来，痛快地哭一场。中医认为当人哭的时候，肺气就旺盛起来，就把肝气平下去了，因为肺和肝对应的五行是金和木，金和木有相互制约的关系，当肺气旺盛起来的时候，肝气就平下来了，人就轻松多了,不信你可以试一试,体会一下。当你特别郁闷的时候,你可找个没人的地方大哭一场,哭完了你马上会觉得舒服多了。

值得注意的是,过度的"正性"情绪也可致伤、致病。英国的一项实验观测告诉人们,所谓的乐极生悲并不是空穴来风。通过对200多名老人的调查发现,老人生日当天死亡率增加,研究人员分析可能与过生日时过于兴奋从而导致意外有关。过喜伤心,任何事物、任何情感都不可过度,过犹不及,这正是中华文化讲究中正平和,讲求适度的原因吧!

正如张子和在《儒门事亲》中阐释情志养生的时候,说:"悲可以治怒,以怆恻苦楚之言感之;喜可以治悲,以谑浪亵狎之言娱之;恐可以治喜,以遽迫死亡之言怖之;怒可以治思,以污辱欺罔之言触之;思可以治恐,以虑彼志此之言夺之。凡此五者,必诡诈谲怪,无所不至,然后可以动人耳目,易人视听。若胸中无才器之人,亦不能用此法也"。情志治病疗效虽好,但也需使用得当,实施者把握分寸准确得当方可,否则,可造成受者、施者生命之忧,不可不慎。

综上所述,病由心生,亦可从心治,有理有据;从心疗病,须善把分寸,方可医患共赢,相安无事(见图2-9)。

以上案例与证据,让我们对心力效应及心康体健有初步的了解,但仍有意犹未尽之感。尤其是当今世界科技日新月异,英才辈出,总有一些勇于探索者,心怀人类健康福祉,勤于耕耘奉献,每每有创新思想体系或理念提出,令我等耳

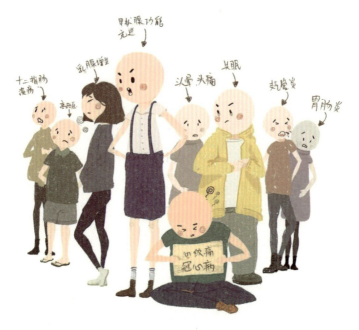

图 2-9 心身疾病

目一新,认知提升,思想解放!下面就让我们一起来领略一下那些令人振奋的新成果。

(皇甫长梅 尹小健)

第三章

现代科学对身心关系新的阐释与探索

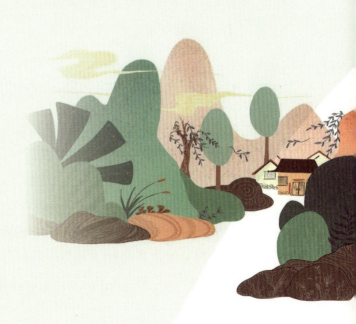

第一节　表观遗传学的启示

现代科学昌明，尤其是表观遗传学等的异军突起，展示了身心之间的微观联系，是当今医学界的一个热点和亮点。表观遗传学等的兴起为揭开身心疾病的关系打开了一扇光明之窗，为古今中外对疾病与健康的认知搭起了沟通的桥梁，也为揭示身心的奥秘提供了新的佐证和契机。

1. 表观遗传调控基因表达的自感应调控器

经典遗传学认为遗传的分子基础是核酸，生命的遗传信息储存在核酸的碱基序列上，碱基序列的改变会引起生物体表型的改变，而这种改变可以从上一代传递到下一代。

表观遗传学是一门研究在生命有机体发育与分化过程中，导致基因发生表观遗传改变的新兴学科。它主要认为生命这个有机体的大部分性状是由 DNA 序列中编码蛋白质的基因传递的，但是在 DNA 序列以外的化学标记编码的表观遗传密码，对于生命有机体的健康及其表型特征，同样也有深刻的影响。这些表观遗传信息能够明显地影响生命有机体的健康及表型特征，并且这些改变能够稳定遗传给其后代。表观遗传在生物体整个生命周期内不改变 DNA 序列，只涉及基因表达的改变，通过 DNA 甲基化、组蛋白修饰、染色质重塑、遗传印记、随机染色体（X）失活、非编码 RNA 等作用机制，影响基因的表达和（或）转录，从而达到调控机体生长、发育及病理改变等目的。DNA 甲基化和组蛋白修饰是表观遗传修饰的主要方式。DNA 甲基化是指在 DNA 甲基转移酶的催化下，将甲基基团转移到胞嘧啶碱基上的一种修饰方式（见图 3-1）。

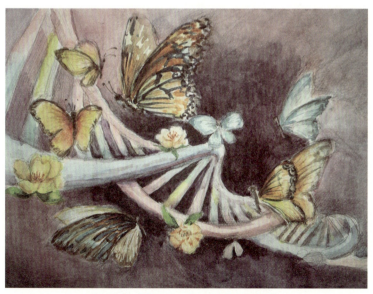

图 3-1　表观遗传学碱基修饰意象图

表观遗传主要发生在富含双核苷酸 CpG 岛的区域，这些 CpG 岛是基因启动子聚集区，是控制着基因表达的关键开关。在人类基因组中有近 5 万个 CpG 岛，正常情况下 CpG 岛是以非甲基化形式（活跃形式）存在的，DNA 甲基化可导致基因表达沉默。就是说 DNA 甲基化和组蛋白修饰等表观遗传修饰犹如开关一样，控制着基因的表达。虽然经典遗传学的分子基础是核酸，生命的遗传信息（密码）储存在核酸的碱基序列上，碱基序列决定生物体表型，但表观遗传学调控基因（密码）表达模式或者是否表达，改变基因比较困难，而调控基因的修饰相对容易，并且许多表观遗传的改变是可逆的，这使通过表观遗传调控疾病较为可行和容易。

综上，经典遗传学的分子基础是核酸，生命的遗传信息（密码）储存在核酸的碱基序列上，碱基序列决定生物体表型。表观遗传学则是调控基因（密码）的表达模式或者是否表达的钥匙。

形象地说，经典遗传（基因组）像家里各种功能的电气设备组合，而表观遗传（基因修饰）则像可感应各种因素并自我调整的调控器，可以决定这些电气设备是否开启、如何使用。或者说经典遗传（基因组）像电视、电脑里具有的各种频道节目程序内容，而表观遗传（基因修饰）则像这些频道节目程序的选择开关，可以决定频道节目程序是否开通、是否播放运行。如同每个人身上都存在原癌基因（致癌基因），但并不意味着每个人都患癌症。只有在一定条件下（长期情绪特别低落、郁闷、吸烟、处在恶劣的环境中等）才有可能导致表观遗传学变化并且触发启动子，造成原癌基因表达，引发癌症；反之亦然。如果我们坚持锻炼、心情愉悦，也可触发表观遗传的改变，启动相关基因对身体进行修复而不触碰不良基因，维持身体健康（见图3-2）。

近年研究发现，表观遗传学能够被生活方式和环境因素（如营养改变、饮食习惯、空气、吸烟等）及身心情绪所影响，它参与了生物体的细胞生长、分化、增殖及凋亡。大量研究表明，表观遗传学与众多疾病，包括肿瘤、糖尿病、高血压、高脂血症、神经精神疾病、自身免疫疾病、老年性疾病（如痴呆）等的发生发展密切相关。

也就是说，心理情绪、生活方式、环境等各种因素达到一定程度时，可调控表观遗传（DNA甲基化和组蛋白修饰等）

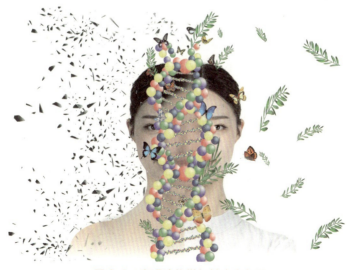

图3-2　表观遗传学与健康意象图

触碰启动子（基因开关），启动基因表达相应物质而导致各种疾病或促进健康。

2. 精神心理疾病的现代新认识

具有划时代意义的是，现代医学界已认识到精神心理疾病并非仅是以往所谓的功能性疾病，精神心理疾病也会造成机体器质性变化。

现有研究发现，精神心理疾病是由先天遗传、体质因素、应激、负性情绪、社会环境等内外因素，造成 5-羟色胺、多巴胺、去甲肾上腺素等相关神经递质异常及神经网络障碍等导致的。功能磁共振等新技术及神经网络研究的许多证据均已发现，精神心理疾病患者存在额、颞、顶叶脑皮层形态结构异常，部分皮层下灰质核团及海马亚区的体积改变，以及它们之间神经网络异常，并发现是神经细胞的凋亡、炎症、脱髓鞘等机制造成了上述变化。而且，通过调节这些神经递质的药物，如利培酮、奥氮平、度洛西汀等可以改善此类疾病，甚至可以治愈部分精神心理疾病，并且此类疾病改善后，相应地，器质改变也好转了。这就从一个侧面说明精神心理变化可以造成身体器质改变，而器质变化反过来也可以调节精神心理变化并影响身心的健康。

注：利培酮是具有独特性质的选择性单胺拮抗剂，它与 5-羟色胺的 5-HT2 受体和多巴胺的 D2 受体有很高的亲和力。利培酮也能与 α1-肾上腺素受体结合，并且以较低的亲和

力与 H1-组胺受体和 α2-肾上腺素受体结合。利培酮是强有力的 D2 拮抗剂，可以较好地改善精神分裂症的阳性症状，而它引起的不良反应比经典的抗精神病药少。奥氮平的药理学活性作用于多种受体系统，包括：5-HT2A/2C，5-HT3，5-HT6；多巴胺 D1，D2，D3，D4，D5；胆碱能毒蕈碱样受体 M1-M5；α1 受体；以及组织胺 H1 受体。奥氮平与最强抗精神病药氯氮平疗效相当而不良反应却较少。度洛西汀是一种选择性的 5-羟色胺与去甲肾上腺素再摄取抑制剂。度洛西汀抗抑郁与中枢镇痛作用的机制与其增强中枢神经系统 5-羟色胺和去甲肾上腺素功能有关。

3. 负性刺激造成海马的相关因子的表观遗传改变

表观遗传在精神心理疾病方面的研究是一个崭新领域，现已有重大的发现。它更加细致地阐明了负性情绪等如何导致精神心理疾病，以及治疗心理疾病的详细作用机制。

内斯特勒（Eric Nestler）实验室利用小鼠慢性社会挫败应激（Chronic Social Defeat Stress，CSDS）抑郁模型（模拟受负性情绪刺激），对海马区脑源性神经营养因子（Brain-derived Neurotrophic Factor，BDNF）5 种剪接变异体Ⅰ~Ⅴ各自启动子区域的染色质重塑情况进行研究。结果显示，社会挫败应激导致小鼠海马 BDNF 两个可变剪接体Ⅲ和Ⅳ的表达持久下调，这种改变须长期给予抗抑郁剂丙咪嗪后方可逆转，单次无效。这提示负性情绪刺激可造成抑郁症病理生理相关脑区海马的相关因子的表观遗传改变,导致抑郁的产生,说明负性心态的确可以影响身心健康。并且抗抑郁药治疗须持续一定时间才可逆转由负面情绪造成的变化。同时,社会挫败应激(模拟社会压力)在 BDNF 转录产物的启动子区产生持久的抑制性的组蛋白修饰 H3-K27 的二甲基化。这种组蛋白修饰在慢性应激停止后 4 周依然存在,并且不易被抗抑郁治疗所改变。抗抑郁药丙咪嗪持续给药可以在相同的启动子区产生 H3 乙酰化及 H3-K4 甲基化,逆转了 BDNF 基因表达的抑制而产生效果。该实验提示抗抑郁药物可通过调节颅内启动子区组蛋白修饰治疗慢性抑郁,持久精神障碍还是有机会解除的,不过需要一定的疗程。

另外,该实验室还研究了长期电休克所致抽搐发作(Electroconvulsive Seizures,ECS)这一抗抑郁治疗方法对小鼠海马区染色质重塑的影响。实验表明,慢性 ECS 上调了 BDNF 和环磷腺苷效应元件结合蛋白(CREB)的表达,重复多次 ECS 产生的染色质重塑变化与单次 ECS 不同:多次 ECS 增加了 BDNF 启动子 3 和启动子 4 的 H3 乙酰化,而单次 ECS 只增加 H4 的乙酰化,多次 ECS 更能增加相应剪接变异体的表达而调节抗抑郁剂的活性。而临床上用于治疗双相情感障碍和癫痫的丙戊酸,也被证明是组蛋白脱乙酰基酶抑制剂,它增加了小鼠海马区 H3 的乙酰化,与锂盐都选择性激活了神经元 BDNF 启动子 4 而产生治疗效应。

以上实验证实:精神心理疾病是负性刺激造成相关脑区海马的相关因子的表观遗传改变的一种结果,药物与电刺激等各种治疗精神心理疾病的手段均是通过调节海马的相关因子的表观遗传改变来治疗疾病的，并且须维持一定时间。

4. 母爱行为影响下一代身心健康的表观遗传证据

幼儿关键期，养育方式不同造成脑内特定区域的表观遗传改变对孩子身心健康有至关重要的影响。

早期生活事件对于个体会产生长期的表观遗传效应。在大鼠中一些雌鼠表现出很好的育婴行为，例如舔（licking）仔鼠，为仔鼠理毛（grooming），弓背看护行为（Arched-Back Nursing），这种雌鼠简称 high-LG-ABN，而另有一些大鼠这类行为较少，称为 low-LG-ABN。high-LG-ABN 雌鼠的后代表现出较少的焦虑行为，它们与 low-LG-ABN 雌鼠的后代相比，肾上腺对于应激的反应较弱，海马区糖皮质激素受体（Glucocorticoid Receptor，GR）mRNA 和蛋白的表达更多。GR mRNA 的上调包含了可变剪接体 GR17。控制该种变异体的启动子是脑区特异性的，包括一段与神经生长因子可诱导因子 A（Nerve Growth Factor Inducible Factor，NGFI-A）的共有结合序列。NGFI-A 在 low-LG-ABN 雌鼠的后代中是上调的。通过对两种雌鼠后代 GR17 启动子区与 NGFI-A 共有结合序列一些 CpG 位点甲基化状态的比较，发现 low-LG-ABN 雌鼠的后代在这些位点上甲基化程度更高。甲基化状态的这种差异出现于出生后第一周，并可一直持续到成年。这提示幼儿关键期养育方式——母爱行为不同，造成脑内特定区域的表观遗传改变也不同，对孩子身心健康有着至关重要的长期影响。

low-LG-ABN 母鼠的后代由于 GR17 启动子区的甲基化阻止了转录增强子 NGFI-A 的结合，从而干扰了 GR 基因的正常转录调节。尽管这种甲基化状态是持久的，它依然可以被 HDAC 抑制剂曲古抑菌素 A（Trichostatin A，TSA）所逆转。TSA 使 low-LG-ABN 母鼠的后代 H3 乙酰化、胞嘧啶去甲基化以及 NGFI-A 结合于 GR17 启动子区增加。

有趣的是，互换养育也改变了这种甲基化的差异。一般认为 DNA 甲基化的变化是不可逆的，但是这项研究说明在成年个体的神经元中，DNA 甲基化的模式也是可能被逆转的。此表观遗传证据显示：虽然早期教育已经成型——对身心已有效应，但后期干预养育模式，还是能有效纠正或重塑的，亡羊补牢未为晚也。可见，养育方式也即母爱行为不一样，孩子成长的心态也会不一样，对他们以后的身心健康影响就不一样（见图 3-3）。

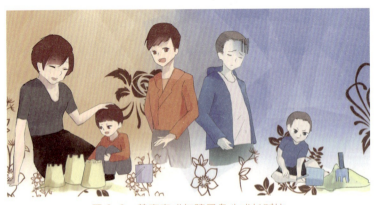

图 3-3　养育方式与孩子身心成长对比

另外，大量科学研究均发现"人们的童年时期心理创伤会给他们的人生带来深远的影响"的说法是有生理基础的，也是有表观遗传学依据的。童年心理创伤是几乎所有的精神疾病，包括抑郁症、创伤后应激障碍和精神分裂症发展的一个重要的危险因素。从神经内分泌学来看，童年心理创伤和下丘脑–垂体–肾上腺轴的活性增加或钝化相关。这就是为什么许多心理学家、教育工作者都在大声呼吁重视少年儿童心理健康，强调亲子教育重要性，尤其是在6岁之前，鼓励父母亲自陪伴、照看，提升家长的认知修养，以建立良好的亲子关系，满足儿童安全感，以杜绝许多不必要的悲剧和后患。

中国科学院心理研究所行为遗传中心主任孙中生认为，现代表观遗传学揭示基因表达的改变可影响神经发育、神经可塑性、药效、对环境的敏感性，具有从分子、细胞、神经网络到疾病行为四个层次的效应。根据基因正常表达的分布、丰度等对不同层次的影响可能存在差异，而神经网络系统的自稳态属性也可代偿基因表达改变的影响。在增大的环境压力下，基因表达改变可进一步增大，使神经网络系统丧失其自稳态属性，最终导致精神分裂症、抑郁症、双相情感障碍、孤独症、糖尿病、肿瘤及阿尔茨海默病（Alzheimer's Disease，AD）等。可见，心理状态变化通过调节表观遗传，造成神经发育、神经可塑性、对环境的敏感性等改变，从分子、细胞、神经网络及疾病行为等方面影响个体健康。

第二节　神经－内分泌－免疫网络的身心影响

现代医学的全面快速发展，除了让我们了解表观遗传改变与身心健康之间的细致联系外，还有现代神经－内分泌－免疫网络学说的全面阐述，让我们可以深入理解身心健康的奥秘。现代医学了解了精神心理活动通过边缘系统－下丘脑－垂体－肾上腺轴影响身心，还发现通过下丘脑－垂体－甲状腺轴、下丘脑－垂体－性腺轴调控身心，进而在此基础上，发现了更加完善的神经－内分泌－免疫网络系统与身心健康的密切关联。

人害羞激动时脸色发红，恐惧害怕时脸色苍白，暴怒狂怒时脸色铁青，郁闷时兴致减退甚至兴趣全无。这是心理情绪变化激活机体边缘系统－下丘脑－垂体－肾上腺轴等三轴，包括下丘脑－自主神经轴在内的神经内分泌免疫系统，造成内脏、肌肉、血管、内分泌的一系列相应变化，导致免疫系统等迅速被调节所产生的种种效应。

现已研究清楚神经-内分泌系统和免疫系统之间存在双向闭环通信联系。一方面，神经-内分泌系统通过自主神经系统及下丘脑-垂体-肾上腺轴等调节免疫系统的功能（见图3-4）。另一方面，抗原刺激免疫系统引起免疫应答而产生免疫递质，作为一种反馈信息作用于神经内分泌系统影响其功能，引起包括免疫反应在内的整体功能变化，如物质、能量代谢，睡眠行为等的变化，使机体作为一个整体来调控免疫系统对外界刺激的反应，共同维持机体内环境稳定和抵御病原微生物的入侵。当这个稳态被各种外来或内在的因素打破时，神经-内分泌-免疫调节网络中的某些部分会作出反应和功能上的改变，同时涉及的网络中其他相关环节也随之发生变化，进而导致某些疾病和病理过程的出现。

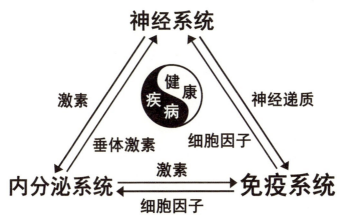

图3-4 神经-内分泌-免疫网络示意图

1. 神经精神活动影响免疫功能的实验证明

（1）应激与免疫关系实验举例

下面实验中所产生的应激反应都是通过对神经系统的刺激而引起的，在某种程度上说明神经精神活动影响机体的免疫功能。用电击模拟应激刺激大鼠尾部，引起大鼠焦躁，可明显抑制其血中淋巴细胞（免疫细胞之一）对免疫激活物植物血凝素（PHA）的反应；电击应激还可以明显抑制大鼠免疫细胞自然杀伤细胞产生细胞毒的作用，降低其免疫力。北京医科大学还发现电击应激时巨噬细胞产生 H_2O_2 的能力受到明显抑制，全身注射长效阿片受体阻断剂纳曲酮，可以部分阻断这种抑制作用。说明情绪性应激可明显影响机体的免疫功能，应激通过内源性阿片肽的作用对巨噬细胞的功能具有调节作用。国外学者研究发现：将大鼠放在一个有光照的台子上，由于鼠类动物喜好黑暗，因此会很快自动钻进旁边的暗箱之中。但当大鼠进入暗箱时，通过其足底的金属棒给予电击造成动物的矛盾情绪而引起应激，发现此时它们的脾脏淋巴细胞转化明显低于对照组，亦说明矛盾情绪可以造成免疫功能下降。

（2）神经－内分泌－免疫网络的发现

在上述研究基础上切除大鼠肾上腺后，研究人员再观察以上电击的作用，发现淋巴细胞转化的抑制虽然有所减弱，但淋巴细胞转化功能却依然存在。这表明机体除下丘脑－垂体-肾上腺（HPA）轴这一较为清楚公认的途径之外，还存在其他途径联系神经、内分泌和免疫系统通路，维持机体的免疫调节功能，即后来继续探究而发现的比较完整的三轴及神经内分泌免疫调节网络。

1977年，Besedovsky首次提出神经内分泌免疫调节网络学说。此学说明确了神经系统、内分泌系统和免疫系统彼此间存在的双向传递机制。这种相互作用通过神经、内分泌、免疫三大调节共有的化学分子，如神经递质、神经肽、激素、细胞因子及其受体等实现。免疫系统不仅有神经递质、内分泌激素的受体，还能合成神经递质和内分泌激素，并对其发生作用。免疫系统产生的细胞因子能够影响中枢神经系统，中枢神经也能合成细胞因子，对存在内分泌、免疫系统的受体发生反应，由此构成了神经-内分泌-免疫调节网络。神经-内分泌-免疫调节网络是由多重环路构成的，这些环路工作方式是以反馈（正、负反馈和前馈）经系统的级联、放大、整合，从而产生精确的调节作用。

长期以来，免疫系统被误认为是一个独立存在的自我调节系统，免疫系统存在着完整而精细的调节机制，各种复杂的免疫应答反应均是在免疫系统内部发生、发展、消退的。如今发现免疫系统与神经-内分泌系统联系密切，如细菌、病毒等微生物侵入体内后，免疫系统不仅能感受外界分子的存在，而且能把这一信息传递给大脑和神经-内分泌系统，刺激下丘脑-垂体-肾上腺轴、下丘脑-垂体-甲状腺轴、下丘脑-垂体-性腺轴而产生各种效应：①兴奋下丘脑-

垂体－肾上腺轴。微生物激活的免疫细胞产生白细胞介素－1（IL-1）、白细胞介素－6（IL-6），直接在下丘脑水平调节促肾上腺皮质激素释放激素（CRH）和抗利尿激素（ADH）的合成与分泌，导致皮质醇增高，抑制免疫应答，防止自身遭受过度免疫损伤。②抑制下丘脑－垂体－甲状腺轴。微生物造成的炎症和败血症可抑制促甲状腺激素（TSH）分泌，并通过肿瘤坏死因子（TNF-α）作用于下丘脑，抑制了促甲状腺激素释放激素（TRH）的分泌，使 TSH 对 TRH 的反应性降低，甲状腺功能下降而保护被感染动物。③抑制下丘脑－垂体－性腺轴。细菌毒素使睾丸和卵巢产生 IL-1，IL-1 既直接通过下丘脑神经环路抑制促性腺激素的分泌，又通过循环途径到达性腺，从而抑制卵巢和睾丸产生固醇类激素。这是败血症、烧伤和严重的创伤能诱使妇女排卵停止和闭经，使男子精子减少且降低血浆中睾酮浓度的原因。现在通过放射自显影、放射受体分析法证明的免疫细胞有很多神经递质和内分泌受体，包括类固醇受体、儿茶酚胺受体、组胺受体、阿片受体、胰岛素受体，胰高血糖素受体，血管活性肠肽受体，促甲状腺激素受体，生长激素受体，生长抑素受体，催乳素受体，P 物质受体等。大多数神经递质和内分泌激素的受体都可以在免疫细胞上找到，几乎所有的免疫细胞上都存在不同的神经肽、神经递质和激素的受体。与此同时，科学工作者们还发现很多内分泌激素、神经递质都具有免疫调节功能，而且神经－内分泌系统是通过自分泌和旁分泌的方式，由神经－内分泌系统分泌细胞因子，并借此调节免疫系统的功能。

神经免疫学是20世纪末叶生命科学领域发展最为迅速的学科之一,神经免疫学科的基础理论"神经–内分泌–免疫调节网络"学说已经得到学术界的认同。

目前的研究已经明确:①神经、内分泌、免疫细胞均表达神经介质、神经肽、激素、细胞因子;②神经、内分泌、免疫系统均表达神经介质、神经肽、激素、细胞因子的受体;③神经、内分泌系统释放神经介质、激素调节免疫系统功能;④免疫系统通过免疫调质调节神经、内分泌系统功能。神经–内分泌–免疫系统功能相互作用形成功能调节的网络,以维持机体内环境的稳定和抵御病原微生物的入侵。这就是神经免疫调节网络学说的核心思想。

2. 神经系统如何调节免疫系统

大脑皮质是中枢神经的最高中枢,条件反射是脑高级功能的表现。神经内分泌系统对免疫系统的调节,与调节机体其他系统生理机能一样,也是通过反射来实现的,这种反射就是条件免疫反应。

如上所述,在传统的免疫学观念看来,免疫反应与感知和行为无关。但现有研究表明,免疫也可以建立条件反射即条件免疫反应,这正是大脑皮层参与免疫调节的一个重要机制。条件免疫反应是指根据巴甫洛夫条件反射的模式,将某一中性刺激与一些能够引起机体免疫反应的刺激(非条件刺激)相结合并强化后,在非条件刺激完全不存在的情况下,单独给予中性刺激，仍然会引起近似或大于单独非条件刺激所造成的免疫效应。而该中性刺激与少于先前强度的非条件刺激结合时，也可以取得等于或优于非条件刺激的全量免疫学效应，整个反应过程称为条件免疫反应，而其中的中性刺激称为条件刺激。

在机体整个整合调控过程中，三大系统之间相互作用的途径、化学信息交流极其复杂，但神经内分泌调节起核心作用。内外环境的各种变化所构成的刺激（包括心理刺激），由机体各个部位感受器感知，通过传入神经将信息传到中枢，引起神经内分泌功能变化，调节机体各个系统器官功能发生变化。神经系统、内分泌系统和免疫系统共用许多化学物质作为信息传递分子，这些分子神经递质、神经肽、激素、细胞因子及受体等是神经系统、内分泌系统和免疫系统相互作用的物质基础。内外环境的变化由神经和免疫系统感知，神经、内分泌和免疫系统共同调控，维持内环境的稳态。

免疫系统是在神经系统控制下的重要的防疫系统，它具有重要的感觉功能，感知病毒、细菌、异体抗原和肿瘤等生物刺激。一方面，会引起免疫细胞活化，对这些有害刺激物进行攻击和清除；另一方面，通过释放多种细胞因子和神经肽，作用于神经内分泌系统，引起全身调节作用。抗原刺激免疫系统诱导机体产生免疫应答后，免疫系统产生功能活化相关的信号，通过特殊途径被神经内分泌系统感知，在神经免疫调节中枢对免疫相关信号整合，激活不同脑区再沿一定路径发出调节信息作用于免疫系统而影响免疫功能（见

图 3-5）。

神经免疫调节网络的传出途径与神经内分泌免疫调节网络的传出通路部分重叠。中枢神经系统产生的递质、激素或细胞因子经血液或组织液调节免疫系统功能，一方面通过轴的神经内分泌途径调节免疫系统的功能；另一方面通过交感神经系统

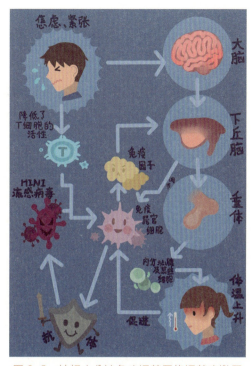

图 3-5　神经内分泌免疫调节网络调节应激图

的神经纤维对免疫器官的直接神经支配调节免疫功能。这些神经纤维与免疫器官和组织不仅存在结构上的联系，而且存在功能上的联系。神经免疫调节功能相关信号经下丘脑－垂体－肾上腺轴、下丘脑－垂体－甲状腺轴、下丘脑－垂体－性腺轴逐级转换放大后传出，通过内分泌、旁分泌或自分泌的方式作用于靶细胞表面受体，进而影响免疫活性细胞的功能。

近年来的研究认为，胆碱能神经元也参与神经免疫调节网络的信号传出通路的构成，除了下丘脑－垂体－肾上腺轴

等神经内分泌通路外,神经免疫调节网络还存在更高效、更快捷的由神经元通过突触联系构成的神经传导通路。

总之,神经系统调节免疫系统的方式主要有两种:①神经免疫调节功能相关信号经下丘脑-垂体-肾上腺轴、下丘脑-垂体-甲状腺轴、下丘脑-垂体-性腺轴,逐级转换放大后传出,通过内分泌、旁分泌或自分泌的方式作用于靶细胞表面受体,进而影响免疫活性细胞的功能;②神经元通过神经免疫突触联系组成的神经传导通路,构成神经免疫调节网络传出通路的更高效、更快捷的直接调控联系。尤其是第二种方式是近年来的神奇发现,这种直接调控联系方式能帮助我们更好地理解许多生命现象,如人们一遇到难以接受的打击时,会瞬间变得弱不禁风、病情马上加重、一夜白头等。

3. 神经系统可以直接调节免疫细胞

神经系统对免疫调节的一个重要解剖基础,就是几乎所有的中枢和周围免疫器官都有神经纤维的分布。

更让人始料不及的是这些神经纤维不仅支配血管平滑肌,还分布于实质的免疫细胞之间,与免疫细胞形成突触样接触(见图3-6),学者们发现交感神经分布于胸腺被膜下皮质和皮髓质交界区的实质细胞中,与胸腺细胞T、B淋巴细胞、单核细胞等免疫细胞形成直接接触。因而,学者提出了一个全新的概念,即神经免疫突触。最直接的是有研究者通过电

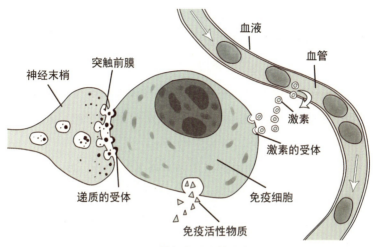

图 3-6　神经免疫突触示意图

子显微镜直接观察到脾脏周围小动脉淋巴鞘中的肾上腺素能神经元与淋巴细胞和抗原递呈细胞紧密地连接在一起,由此提出了神经免疫突触是神经-内分泌-免疫系统之间联系的重要枢纽。

更有研究发现,支配皮肤并与表皮和真皮接触的感觉神经释放的神经肽可直接调节角化细胞、肥大细胞等免疫细胞功能,这些神经肽在皮肤上的受体和特异性肽酶,决定了对靶细胞的最终生物效应,实现在生理和病理情况下,对皮肤和免疫细胞的增殖、细胞因子产生、抗原递呈等功能的调节。

随后发现,在电鳐、大鼠、鸡、小鼠及人等机体内,在海马、神经肌接头、雪旺氏细胞、心肌、肾脏等组织均有类似的免疫突触。

免疫系统受神经调节支配这一形态学证据的发现,为神经免疫调节提供了进一步的形象说明。免疫器官胸腺的支配神经在胚胎期就已经形成，它们来自中枢的内脏神经核团（如迷走神经核、疑核及颈段脊髓前角）；除了受肾上腺素能神经支配外，免疫器官内还有乙酰胆碱酯酶阳性神经纤维、神经肽Y、P物质及血管活性肠肽等肽能神经纤维，这些神经共同支配免疫器官的活动。

由此可见，心理应激造成的神经系统变化，是可以非常直接而系统地改变免疫功能进而影响机体健康的。

神经免疫突触等神经免疫调节形态学证据及递质、激素或细胞因子在神经、内分泌、免疫三大系统之间的结构与功能上的双向信息网络机制的研究发现，已经充分展现神经精神活动是通过什么来影响免疫功能、调节身心健康的。

当然，更加细致、更加完整的联系还有待我们进行进一步的探索完善。随着新技术的不断问世和研究的逐渐深入，我们相信将来会发现更全面的身心生命活动机制，提高人们对疾病与健康的认识水平。毋庸置疑的是，病从心生，从心疗病的确有了现代科学的真实依据。

第三节 现代量子力学下新的意识观

2016年8月16日下午1时40分，中国科学院国家空间科学中心研制的"墨子号"卫星，在酒泉卫星发射中心成功发射升空并进入预定轨道。"墨子号"是一颗量子卫星，也是世界上第一颗量子卫星。2019年4月26日，我国给12位中外科学家颁发了首届"墨子量子奖"，这是目前中国对量子力学科学家的最高赞誉，也是国家对量子力学的充分肯定与赞赏。量子科技发展具有重大的科学意义和战略价值，是一项对传统技术体系产生冲击、进行重构的重大颠覆性技术创新，将引领新一轮科技革命和产业革命的变革方向。

1. 颠覆我们观念的量子力学

量子力学是目前自然科学史上已被证实最为精确的一个理论，虽然量子的观念与我们日常的观念有许多不一致的地方，甚至颠覆了我们的日常经验和认知。量子力学突破了西方关于物质和精神的二元对立，实证了东方对物质和精神相互渗透的洞见。物理学家爱因斯坦提出的"质能转换关系式"，提示有质量有体积的物质完全可以变成虚无缥缈的能量并消失在真空之中；而反过来，真空又可以变成万物。

有人会说，我们普通人理解不了量子力学，甚至连量子力学的创始人都未必能完全弄明白，难以为据。然而，量子力学的发展却真实地对现代科技进步及观念更新产生了难以估量的影响。我国发射成功的保密性强、精确度高的量子卫星，就是一个量子力学真实性运用很好的例证。再者，大家可以参考朱清时院士的《量子意识》、张长琳教授的《看不见的彩虹：人体耗散结构》等细致的科普介绍，通过国内外科学家的浅显指引，初步探究它的诡异现象，也可以了解量子意识的端倪，感受它的真实力量及震撼。

2. 量子力学的意识观

科学家们现在已经认识到意识是一种量子力学现象。量子力学现象的一个主要状态，就是量子纠缠（我国第一颗量子卫星运用原理正是量子纠缠）（见图 3-7）。人大脑中有海量的电子，它们处于复杂的纠缠状态。意识就是大脑中这些处于纠缠状态的电子在周期性的坍缩中间产生的。这些电子不断坍缩，又不断被大脑以某种方式重新处于纠缠状态，这就是现在量子意识的一种基本观念。这种理论在解释大脑的

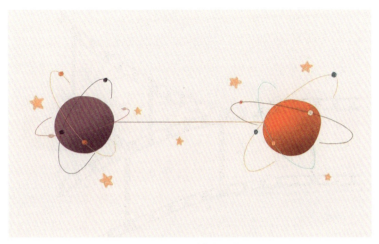

图 3-7 量子纠缠示意图

功能方面已经具有一定地位,奠定了量子意识现象的基础。

量子力学指出意识是量子物理现象,人的意识不但不能和客观世界分开,而且可能已还是自然科学理论中最为基础的,客观物质世界正是意识产生的结果。

量子力学的基础指出,从不确定的状态变成确定的状态,一定要有意识参与。在量子物理中,没有确定的状态,一旦被观测或测量,即人的意识一参与,基本粒子的波函数就开始坍缩,电子会出现在某个确定的位置,就出现了某种客观实在,起心动念的时候意识本身就不再自由了,它突然就坍缩到一个具体的概念(如花)之上了〔量子力学第一个诡异点——薛定谔的猫(见图 3-8),推论的最后结果——意识是量子力学的基础,物质世界和意识不可分开〕。也就是说,整个世界也都是这样,有了意识,才可能有确定的状态出现。念

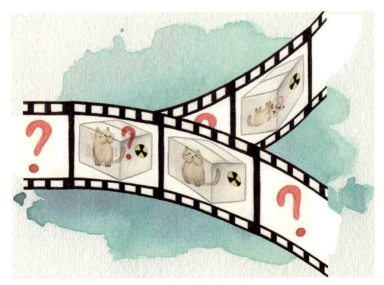

图 3-8　薛定谔的猫示意图

头就是测量，客观世界是由一系列复杂念头造成的，因此是念头产生了"客观"。

意识在不测量的时候是空空灵灵、清清楚楚、没有产生任何妄想杂念、对境无心的，看花不是花。但是一旦你产生念头，对它进行测量了，于是花就固定为一种形态而呈现出来，你就认出它是花了，亦即起心动念了，就会产生相应的物质（见图 3-9）。

当然，关于量子意识理论的实验仍在深入进行中，即使部分已在现实具体运用成功，但毕竟目前尚处在初步阶段，探索量子意识的研究者们仍然任重道远，仍须不断去探索、验证及应用。可喜的是，现今量子力学越来越受到国内外学

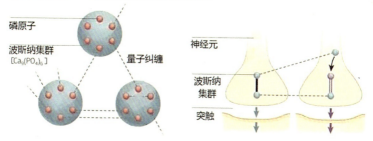

图 3-9　大脑中纠缠状态的猜想示意图

者的高度重视，证实了它的重大现实价值与意义。越来越多的科学家已经认同，意识是一种量子力学现象，意识的分析过程就是量子力学的测量过程。物质世界离不开意识，意识是物质世界的基础，意识使物质世界发生了从不确定到确定的变化。念头产生了客观，客观世界是由一系列复杂念头造成的。有什么意念就对应什么样的物质世界。这些现代量子力学的初步结论，值得我们借鉴、探究、实践与印证。

　　总之，以上种种论述都在提示我们心灵、心情、心态与我们身心健康有密切关系，有至关重要的影响。古今中外的经验及探索，尤其表观遗传学、神经内分泌免疫调节网络学说及量子力学等的科学发现与进步，让我们找到可靠的或有启发意义的身心物质的关联证据，拓展了人们对生命及世界的认知。

以上种种对身心作用的科学阐释，虽然已经较为翔实细致，但还是让人有玄妙之感，我们若将其运用于现实的健康塑造上，会是怎样的呈现呢？真会有如我们期待一样的实在效果吗？下面就让我们结合实际来探讨一下，通过心理训练、调整心灵状态能否及如何重塑健康人生的问题。

（皇甫长梅　尹小健）

第四章

重塑
——人体自愈力探索

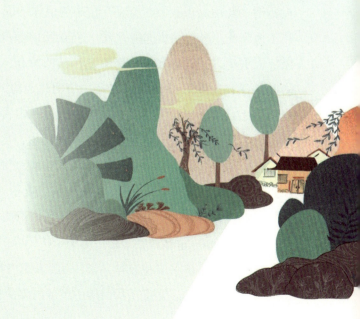

第一节 《重塑大脑 重塑人生》的启示

改造身心,重塑人生可能吗?我们由来已久的健康习惯与观念都是从小培养的,其中涉及人生观、世界观等层面。正所谓"江山易改,禀性难移",这些根深蒂固的东西,往往不易改变。况且触及这些领域,可能会让人有被冒犯之嫌。因此,重建自己的认知,重新调整自己的状态,建立一个崭新的生活观念及习惯,可以说是一个羽化成蝶的艰难过程,但千里之行,始于足下,若一旦认识到,下定决心,其实也不难。故此,我们将自己如何认识重塑自我、重塑健康的学习、试行实践及改变的经过分享一下,与大家共勉。

有幸的是,我们遇到了《重塑大脑 重塑人生》一书,这本书对我们的观念及实践方面影响巨大而深远。

《重塑大脑 重塑人生》是一本关于神经可塑性不可动摇的经典科普书。该书以神经科学家、医生及患者的真人真事,结合许多科学实验,证实了我们的所想可以改变我们的大脑,重建缺失的功能，进而改变我们的人生。其中包括非常严重的先天缺陷（只有一半大脑），深重的童年创伤（婴儿期就失去了母亲），难以改掉的坏习惯（喜欢精神不稳定的女人、酒瘾严重的神经功能缺损），严重中风瘫痪40余年的患者、各种语言障碍患者、难以忍受的疼痛的患者，等等，他们都可以经过适当的科学训练，改变其神经功能区、神经网络、神经连接、激活干细胞等，来重塑大脑、重建功能、重塑人生。其中涉及人文教育、智力认知、情爱、幸福的感受等心理调整、治疗以及康复等和人类生活日常与关键领域相关的论述，证明这些都可以通过各种非药物训练得以重新塑造、康复。

这突破了近400年来，尤其是近数十年被科学家认定和医学主流认为的大脑生理结构一旦定型就不能改变的观念。以前认为大脑一旦定型，如大脑没有正常发育、受伤或是神经细胞死亡，就无法再生出细胞来取代，只能变得越来越糟，唯一能改变的是慢一点儿走下坡路。随着神经干细胞的发现、神经微电极技术的发展、神经网络学说的出现、功能核磁共振等功能影像学新技术等的兴起，在种种证据及成功案例出现的情况下，医学界的认知得到较彻底的改变。其中有许多真实的案例，如天生盲人经过科学仪器的辅助得以见到光明；带有智障标签的严重学习障碍的人士如何通过强化大脑弱点的训练，得到智力恢复而取得博士学位成为该领域成功人士，并开发出克服学习障碍的有效训练方法去帮助他人。

1. 器质性疾病的重塑

书中描述了一个叫安德鲁的患者。他是一名 53 岁的律师，中风超过 45 年后才去到著名的陶伯诊所。他没想到自己在几乎半个世纪的中风后，限制-诱导疗法依然对他有效。在 7 岁念一年级的时候，他中风了，那时候他在玩棒球，突然倒在地上，失去了右边身体的感觉，不能抬起右脚和右手，后来发展到出现颤动现象。他只能用左手写字，因为右手非常虚弱而使不上力。他接受了一般性的康复训练，但情况改善不明显，虽然可用拐杖走路，但还是经常摔跤，到 40 岁时，大约一年要摔跤 150 次，先后跌断过手和脚。49 岁的时候，他的骨盆也跌伤了。在这以后，康复科医生帮他将跌倒次数减少到一年 36 次，后来他听说了陶伯诊所，在那里接受了两周的右手训练，三周的右脚训练，他的平衡能力改善了很多，他的右手功能在短短的两周内进展了许多。诊所的医生给安德鲁铅笔，让他用右手写自己的名字，他感到惊讶极了。他继续在陶伯诊所训练，情况一直有改善，在离开诊所的三年里，他只跌倒了 7 次。三年后，他继续在陶伯诊所训练，因为这些训练，他的肢体功能进步了很多。

安德鲁在陶伯诊所训练下的进步，让医生看到了大脑的可塑性和重组神经的能力，医生意识到对有意愿康复的中风患者不能太快下断语，说什么他们顶多只能复原到某某程度。当医生在第一次看到安德鲁时，可能也会对他的平衡走路、用右手写字功能都不抱希望了，但是在适当的刺激后，大脑还是可以重新组织它们，并发现新的办法来保持它应有的功能，这一点在脑功能成像上可以获得相关证据。

无独有偶，笔者在 20 世纪 90 年代初，刚刚入行不久的时候就遇到了这样一个老年患者。当时他在半年内先后出现了一侧脑梗死、一侧脑出血、两次中风，造成吞咽困难、饮水呛咳、构音不清、行走困难。在床上治疗了三个月，才逐渐可以坐起来，但不能行走，需要留置胃管进食，好转出院后继续康复治疗。他爱人坚持有空就借助轮椅帮其锻炼站立或者行走，经过他爱人及其家人无微不至的关爱与坚持，以及半年的康复锻炼，他恢复到基本可以在扶持下站立行走，进食也有所改善，在一年前后，终于可以独自行走了，进食、说话能力也更上一层楼。当时这个案例对我的启发非常大，打破了不少医务人员的认知。因为当时干细胞理论、神经可塑性少有人知，部分人以为中风半年以后已经到中风后遗症期了，就认为没有多大的希望继续恢复了，而耽误了不少患者的康复机会。笔者有幸得其启发，让许多中风患者得到中风后遗症期还可继续康复的福音，也是让我后来在看到安德鲁案例相信其真实性的原因之一。

书中还有一名医学生，其老父亲因中风导致偏身麻痹和不能说话，经当时的医院正规医治一段时间毫无进展，作为神经科医生的大哥认为父亲无法再康复而准备将其送至养老院，这名学生将父亲送到英国继续康复 4 周仍没有半点进步，但他没有放弃希望，毅然将父亲接到身边，与自己的园丁一起,训练父亲从爬开始,经过 1 年多的坚持与努力,父亲终于基本康复,日后还作为全职教师重新登上讲台、生龙活虎地登山,并再婚,这充分展现了神经可塑性的神奇。

2. 心理功能性疾病的重塑

在心理功能性疾病的重塑方面,书中描述了施瓦茨团队通过正电子放射断层扫描成像(PET)技术,发现患者在经过言语引导的心理治疗后,反复训练可以改变大脑从而治疗强迫症等心理疾患。他们认为强迫症是大脑环路中尾状核头部这个调节思维的"挡位"太黏而卡住了,无法"换挡"所致。当然,换挡是一种机械的比喻,大脑并不是一部简单的机器,它是一个活的有可塑性的东西,每次患者遇到强迫症状,例如总觉得自己被细菌污染而要反复洗手的时候,他需要想到"换挡位",不再困在偏执内容里,而是绕过它、避开它,大脑就会长出新的回路来修理这个"排挡"。具体方法是鼓励患者在想起细菌出现不适的时候,就立即开始训练,学会慢慢地不理身体的不适,而是去多想、专注于其他让人感兴趣的、令人愉悦的情景,如听音乐、演奏乐器、打篮球、散步、旅游等。按大脑的用进废退原理,以重新聚焦的方式,让患者专注在新的行为上数分钟,经过坚持不断重复的训练,这样可以形成新的神经环路,逐渐代替旧的环路,最终弱化了原来的强迫联结,达到大脑的尾状核得以"解锁换挡"的效果。如若再结合用药治疗或其他方法双管齐下,80% 的患者的强迫症状可以得到改善。

这种坚持把患者的注意力转移到新的、可以带来快乐感觉的活动上、场景中的疗法，与神经可塑性本质符合。因为快乐可以引发多巴胺的释放，使脑部产生新的神经连接，根据用进废退的原则，慢慢与旧的连接竞争，在不断的强化训练过程中，强化新连接，而淡化、取代旧的环路，最终改善各种心理障碍。这就是改过自新、重新做人的根本原理。古人强调"择善而固执之"道理可能也在这里吧。心理治疗、人文教育、伤后康复、认知学习这些领域都是一样的道理：不同人心念、心理状态坚持到一定程度就好像不同的电视节目或频道的按钮，负性念头开启负性节目频道，良性念头开启美好健康节目频道，坚持一段时间才能达到相应的效果。随着时代科技的进步，现代神经网络、表观遗传学研究进展都在进一步支持上述神经可塑性的观点。

其实，中国古时一个典故就与上面的道理有殊途同归之效。

东汉末年，曹操带兵去攻打张绣，一路行军，走得非常艰难。时值盛夏，烈日炎炎，大地都快要被烤焦了。军队已经行走多日，一路上又都是荒山秃岭，方圆数十里都没有水源。将士们想尽了办法，始终都弄不到一滴水喝，个个被晒得头昏眼花、口干舌燥，感觉喉咙里好像着了火似的。每走几里路，就有人中暑倒下，就是身体强壮的士兵也渐渐地露出疲态。曹操目睹这情景，心里非常焦急。他策马奔上旁边一个山岗极目远眺，想找个有水的地方，可是怎么也找不到可以休息补给的地方。于是曹操在心里盘算道：这样耗下去可不行，不但会贻误战机，而且还不知道会有多少人马要栽在这里，该想个什么办法来鼓舞士气，激励大家走出干旱地带呢？曹操想了又想，脑子里突然灵光一现。只见他在山岗上，用马鞭往前方一指，大声号令道："前面有一大片梅林，结满了又大又酸又甜的梅子，大家再坚持一下，走到那里吃到梅子就能解渴了！"将士们听了，想起酸甜可口的梅子，就好像真的吃到了梅子一样，顿时冒出不少口水，精神也振作起来，鼓足力气加紧向前赶去。就这样，曹操终于率领军队走到了有水的地方，成功地走出了困境。

1000多年前的三国时期，曹操就机智地运用了"望梅止渴"的身心效应，使得将士精神大振，口生唾液，成功地鼓舞了士气而克服了干渴的困难，其实里面就蕴含了"相由心生，境随心转"的原理。我们再纵观从远古传承至今的正念、冥想、禅定等内在训练方法，就是提倡放下种种负面思想情绪，转而专注空灵美好的影像观念或实像中，以调整身心，修身养性。前面所述的现代重塑研究，其核心思想也是"及时调整思想念头，聚集美好事物"以疗愈身心，重塑健康。

当前科技进步产生的虚拟现实（VR）、增强现实（AR）等人工智能技术，采用声光电等手段模仿生成的视觉、听觉、触觉、嗅觉、味觉、力觉、运动等感知，营造出更加逼真、生动美好的场景，刺激感官、大脑及心灵，使之有亲临其境的真实感受，达到信息的共鸣、同频共振的效果，进行康复疗愈。由此可见，古今中外调心之法，重塑之路都体现了"及时调挡，聚焦美好"的理念。它们的确是异曲同工，如出一辙，皆能奏效。诸位若能持之以恒，自然是水到渠成，马到功成。

《重塑大脑 重塑人生》真实地告诉了我们，人类可塑性的存在是终其一生的，既然大家原以为最难以重塑的大脑其实都可以重塑，其他方面就更不在话下了。笔者在生病期间，尤其是早期疾病控制欠佳时，也是心绪难定，满怀失望。病情稍稳定后，有幸在与老师散步聊天的一个夜晚，他叮嘱我尽量避免接触负面的信息，包括报纸、电视、手机以及日常生活上相关不良事件，多接触、多看正面的信息，多想人好处，多感受事情好的方面，常怀善念。为增强效果，笔者还坚持每晚用热水泡脚15~20分钟，以睡个安稳觉。每晨醒后，躺在床上先做空蹬自行车的动作100下左右再起床，头不晕、心不慌、身强体健。我认真坚持了两三年，情绪才逐渐变得平稳，方使得自己的病情不易受外界影响而开始顺利恢复，直至完全停药。坚持到五六年时，身体强健如常，才较能从容地应对各种信息，遇事也多能心平气和了。

人生不如意事常十之八九，我们人生中难免面临各种挫折、疾病的困扰。然而，山穷水尽疑无路，柳暗花明又一村（见图4-1）。有时人确实需要有破釜沉舟的勇气，坦然面对现实，放手拼搏，往往一转念就是另一番天地。

"望梅止渴"这个故事也提醒人们在遇到困难时，不能一味畏惧不前，应该及时用美好的目标、成功的渴望，来鼓舞

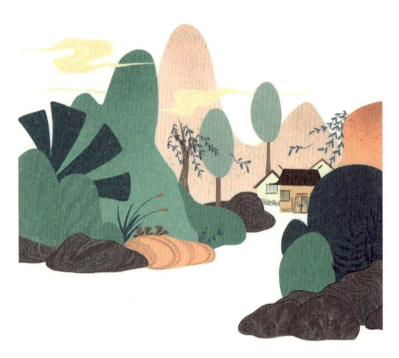

图 4-1 柳暗花明又一村

和激励自己和他人,才会有足够的勇气去战胜困难,到达成功的彼岸。毕竟,有志者,事竟成!因此,只要我们心意坚定,方法正确,就一定可以重塑健康,重建美好人生,构建我们的光明未来。

让我们从心开始,面向光明,开启健康幸福的人生!

第二节 从自愈力中探寻重塑之道

经过前面的探讨,相信不少人对重塑健康人生多少有了些理解与自信。然而,难免有部分人仍觉得底气不足或心存疑惑。那我们不妨再换个视角与大家一起看看,我们身上都隐藏着哪些宝藏,可以帮助我们防病治病,促进重塑身心健康。

确实,为什么我们心态平和了、人生积极了,身体就好了呢?而且,随着近年重症医学的迅猛发展,人们也发现了一些令人百思不得其解的现象。在重症监护室里许多垂危的患者中,有些人无论用现有手段怎么检查,就是不知道得了什么病,无法找到其确切的致病原因,只能积极应对目前状况、器官支持及对症支持治疗,有些患者却能出乎意料地恢复健康,而且还恢复得非常好,这是为什么呢?大家也没用针对病因的精准治疗呀,只是器官功能支持帮助他渡过了生命危险期,是什么神奇的力量帮助他恢复了健康呢？

再者，大家在日常生活中可能都会有这样的体会：有时我们的皮肤被划破了点小伤口，不用有意理会也可以自动止血、自我修复痊愈；人们吃了变质有毒的食物后，往往会不由自主地上吐下泻，这样毒物便能及早地从体内排出，最大限度地降低了机体的负担和损害。这都是为什么呢？

这是因为人体本来就具有一种神奇的自我修复能力，即自愈力。自愈力被认为是一种机体自身的内在生命力，是通过内部自动的调节达到平衡，从而治疗疾病的自我康复能力。它虽司空见惯，但又显得有些神秘。

自愈力隐藏于身体内，其实也并不那么神秘，在医学理论形成之际，中西传统医学就认识到机体这种自我修复能力在治病过程中的关键作用，并自觉地利用这一能力治疗疾病。在漫长的人类历史进程中，人类能战胜疾病，生存到现在靠的就是自愈力。

现今许多人有头疼脑热等不适时，大多会首先想到去医院、药店，以便药到病除。这无可厚非，可惜的是，人们常常忽略了人体与生俱来的强大自愈力，忘记了自身拥有的可贵宝藏。其实，自愈力本身就能让很多疾病低下头来。这种生命的本能，从某种角度上说是治病的根本，医生治病就是激发和扶持人类机体的自愈力。治愈疾病的最终功劳，往往不是药或不仅是药，恰恰是我们的自愈力。从事免疫与细菌研究的诺贝尔奖获得者保罗·埃利希（Paul Ehrlich）做过一个非常有名的实验：用一种叫锥虫红的染料作为药物，对比其在体内外杀灭锥虫的疗效。先在体外实验证明锥虫红能杀灭锥虫后,再于感染锥虫病的动物体内使用,却发现只需用到体外药物剂量的六分之一即可治愈动物。因此,他心中产生了一个疑问,其余六分之五的杀虫能力究竟从何而来?国医大师陆广莘的回答是:"药物在生命体上的作用与非生命物体上的作用是不同的,在生命体上仅需非生命物体上的六分之一量就足够了,生命本就具有的自愈力,发挥了六分之五治愈功能。"可见,自愈力在人体疗愈中所占比重之大。

令人欣慰的是,现代医学社会又再次关注到了这点。2006年,德国《生机》杂志就刊登了一篇研究报告:人只要注意调养和改善生活习惯,60%~70%的疾病都能够自愈。人体内本身蕴含着一个大"药铺"——包含着各种各样的激素、抗体、递质等。同时,人体内还配备了一位高度负责的贴身"医生"——自愈系统(见图4-2)。当人有不适或生病时,这位"医生"可以敏感地自动捕捉人体异常信号,进而调整人体的各种功能,并及时调动"药铺"中的各种激素、抗体、递

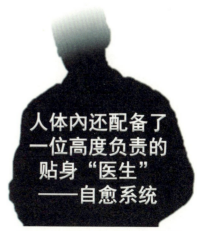

图4-2 人体内自愈系统示意图

质、细胞因子等，进行"配方""用药"，从而达到治疗的目的。这也正与现代神经－内分泌－免疫网络学说的诠释一致。

WHO也意识到了这一点，在其报告中提出要把现在对疾病的研究，转向对健康的研究，更强调人体自我康复能力。在最新公布的健康要素比重中自我康复能力占50%，医院治疗却只占8%。日本医界也流传着一种说法："能治好的病，不用医药也能治好，不能治好的病，医药也是无济于事。"现代西方医学在药物试验中一直都设有安慰剂对照，以排除安慰剂效应的心理影响，说明西方医学也普遍认识到心理效应对机体有一定影响，并在继续进行广泛深入研究，证实人体内就住有最好的"医生"，是生命本就存在的神奇自愈力量，能使我们的身体处于正常而健康的状态。但我们还必须注意到自我康复能力也是有一定限度的，既不能忽视它，又不能超范围使用它。

总的来说，目前人们对自愈力认识还存在许多不足，我们确实需要学习研究人体自我保护机制的规律，以便更好地激发和利用人体潜能，实现人生的幸福安康。接下来，就让我们追本源溯，全面了解一下自愈力吧。

目前，发现《黄帝内经》与《希波克拉底文集》等古代具有代表性的经典早有涉及自愈力的相关论述，其实中西传统医学早期就重视人体自我恢复能力的调动，医生就是因势利导地帮助机体发挥自我调节能力来促使身体康复的。

1. 中医对人体自愈力的认识

《黄帝内经》中描述阴阳自和、五行制化、亢害承制以揭示人体自愈的内在机制，促进阴平阳秘得自愈的思想显而易见。《素问·阴阳应象大论》说："阴阳者，天地之道也，万物之纲纪，变化之父母，生杀之始本，神明之府也。"《素问·生气通天论》说："阴平阳秘，精神乃治；阴阳离决，精气乃绝。"《黄帝内经》中的阴阳五行学说认为人体是一个和谐的整体，本身存在平衡机制，一切事物都是阴阳对立的统一体，人体健康也是依靠阴阳变化的动态相对平衡来维持的。《素问·至真要大论》说："谨察阴阳所在而调之，以平为期。"当阴阳保持相对平衡时，人体则可健康；人体的阴阳相对平衡一旦被打破，人体则易发病。医圣张仲景在《伤寒论》中更是直接体现了重视自然治愈力的思想。《伤寒论》第58条说："凡病，若发汗、若吐、若下、若亡血、亡津液，阴阳自和者，必自愈。"认为阴阳自和是自愈的内在动力，是人体经过漫长进化所具有的自然疗愈能力。

聪明的古代先贤又形象地将神奇的自愈力称作"正气"或"真气""元气""阳气""宗气"等；致病因素称为"邪气、阴气、瘴气"等。《黄帝内经》云："正气存内，邪不可干。"又云："正气充盈，百病不侵，邪之所凑，其气必虚。"正气虚损是形成疾病的内在依据，疾病发生与发展是一个邪正相争的过程。治病即扶助正气，祛除邪气，使机体达到新的平衡，促使恢复健康的过程。

中医确切地用到"自愈力"或与其相近的词语始于民国的中西汇通派，如陆渊雷的《伤寒今释》用到了"自然疗能"这样的字眼。他在书中说到，凡病证乃正气抵抗疾病之现象也，用药治病，非药力自能敌病，助正气以敌病也。正气者即西医所谓自然疗能也，良医察其病证，知正气之欲恶从而助之以药力，病证除而疾病去。而祝味菊也在《伤寒质难》中提出了匡扶其自然疗能，控制其疾病的本体疗法，促进健康。

中医里有举足轻重地位的经络理论就认为经络系统是最重要的自愈系统之一，《黄帝内经》载："经脉者，人之所以生，病之所以成，人之所以治，病之所以起。"并认为经络有"决生死，处百病，调虚实，不可不通"的重要地位。中医针灸因疗效卓著，最先被西方医学界所接受，正是"欲以微针通其经脉，调其血气，营其逆顺出入之会，令可传于后世"。针灸就是通过经络疏通，提高正气，平衡阴阳，达到防病治病的目的。唐代孙思邈的《千金要方》中提道："凡入吴蜀地游官，体上常须三两处灸之，勿令疮暂差，则瘴疠瘟疟毒气不能着人也。"指出化脓者灸两三处即可调动人体调节能力，提高人体正气，这样在遇到瘴疠、温疟等外邪的入侵时，使邪不胜正，达到预防传染病等外邪的目的。

以上强调了针灸效用的产生，不在于其直接作用于病体，而在于调动机体经络气血等御邪能力，即自愈力，以祛除疾病，实现阴平阳秘的机体平衡状态。

许多人只简单地把人体抵御疾病的自身免疫力统称为"自愈力",实际上自愈力的产生和作用是多系统协调作用的结果,人体本身就具有精细无比而又未完全掌握的平衡体系。现代研究认为,神经-内分泌-免疫网络是针灸激发自愈力的调节途径之一:神经-内分泌-免疫网络是一个立体的网络结构,包括了防御系统、应激系统、免疫系统、修复系统、内分泌系统、抗凝与纤溶系统等。它们相互交织,相互协调,共同负责机体对不同外环境和内环境的适应性反应,在整体水平上维持机体的正常生理功能与健康,而针灸正是通过这些网络途径来调动激发人体自愈力的。针灸疗法不同于药物治疗,它不直接针对病原,也不直接作用于罹病的组织器官,而是通过一定手法刺激神经、血管、淋巴管等分布极为丰富的经络穴位,调整穴区微血管灌注量、淋巴管的体液运行、神经末梢兴奋性,进而启动神经-内分泌-免疫网络途径,调动系统网络中神经肽、激素及细胞因子等共同语言对机体进行调整,实现针灸的神经-内分泌-免疫等多系统的整体调节,即调动体内固有的调节能力(自愈力),最终发挥防病治病的作用。

从上可知,疾病发生与机体抗御疾病能力(正气)的虚弱关系密切。治病是根据虚者补之、实者泻之、寒者热之、热者寒之、坚者削之、结者散之的平衡原则,调整已有的失衡以及因治疗带来的新的不平衡。而阴阳之间既对立又统一,二者相互制约生克、相互依存转化、相互消长,从而维持相对的动态平衡。正气足,把五脏六腑扶正了,自我康复能力就更能充分发挥作用。中医常说的"三分治,七分养"也说明了中医治病重在随时培植和调动人体的自愈力,不断调节自身平衡,不至于造成大的失衡,也更易于趋向平衡。由此可见"扶正培本"培养正气的重要,即提高人本身的自愈力的重要性。

2.《希波克拉底文集》对人体自愈力的探索

公元400年前,古希腊"医学之父"希波克拉底提倡"病人的本能就是病人的医生(The instinct of patient is just his doctor)""病人最好的医生是自己(The best doctor of patient is himself)",其医学理论体系最核心的是四行体液学说,认为世界由气(风)、火、土(地)、水四元素构成,每一种都有各自的特质,如冷、热、干、湿,机体对应的每一部分也各有其主要性质,而人体与生命的基本元素由4种主要液体组成:血液、黏液、黄胆汁和黑胆汁,这4种体液与冷、热、干、湿四原性的不同配伍决定了人体的生理特点与疾病性质。

四行体液学说阐述了人体是一个和谐的整体,健康就是建立在4种体液之间平衡基础上的。疾病是一个自然过程,症状是身体对疾病的反映,如其在《论人性》中说:人体内血液、黏液、黄胆汁、黑胆汁这些元素的比例、能量和体积配合得当,人就健康;而某一元素过多或缺乏时,或一元素单独处于身体一处,不与其他元素相配合时,人便感到痛苦;当一种元素离开其他元素而孤立时,不仅它原在地方要生病,它新停留的地方也要生病——偏颇了，便造成痛苦和疾病。希波克拉底将人体内的自我疗愈能力称为自然治愈力，治愈是通过自然力而获得，自然力是由生命力所造成的。他认为，自然力是疾病的医生，是自然自己找到的方法。希波克拉底在《论营养物》中提到，自然无师自行（nature acts without masters），因而医生的主要作用是帮助身体的自然力量。

3. 7日自愈规律

古埃及人与中国人均早在几千年前就发现了人体7日自愈规律，提出"7日神力"之说。现代医学也证实了疾病7日自愈的规律——感冒了，即使不治疗，安心休养，一般7天就会自愈；一般的咳嗽多在7天内可自行缓解；骨折7天左右，断骨处开始长出新骨，逐渐康复；腹泻也是大多7天可自行停止，若7天不止，则可能不是单纯性腹泻，而是其他疾病并发的腹泻；多数部位手术拆线的最佳时间是手术后第7天……

人体为何会有7日自愈现象呢？研究发现，这可能与人体激素分泌规律有关，人体松果体的分泌具有7日节律，肾上腺皮质分泌也具有7日节律。显然，人体存在7日自愈能力，有其自身内在修复规律。现代免疫学也发现许多免疫反应周期也是7天。因此，对于一些轻症或自限性疾病，就不一定立即吃药，而可通过我们的自愈力，通过免疫系统、排毒系统、修复系统等来自我康复。如发烧，很多人第一反应就是吃退烧药，其实发烧是人体的免疫细胞抵抗病菌的正常反应，从抑制病菌在体内繁殖角度来说是有益的。只要体温不超过38℃，未必会对身体造成多大的损伤，多可通过休息、饮水等措施缓解并静养观察，不一定立即使用退烧药。当然，这要因人因时因地而论。

4. 现代医学在自愈力方面的一些探索

科学家们发现自愈力至少包括应激系统在里面，而应激系统至少有我们前面提到的神经内分泌免疫系统及基因修复系统等参与。

现代不少研究发现，压力转移能防止免疫系统和自我修复能力受损。几十年前，科学家还不相信心理因素会影响机体对感染的反应。现在有大量的证据将二者联系在一起，尽管作用机制很复杂，但总的来说应激反应爆发的时候，机体的免疫系统能更好地应对损伤这一调节机制，包括了皮质醇在内的应激激素所介导的网络系统，皮质醇在其中充当系统的关闭角色。免疫系统很聪明且自动化，那些被激活的消耗能量的免疫细胞一旦有需要，它们就会聚集到需要修复部位周围进行工作，但长期过度地激活也会攻击机体自身，许多慢性疾病及自身免疫疾病都是机体本身免疫攻击自身的结果。当我们长期处在慢性压力下，体内的皮质醇会持续释放，这样皮质醇就扮演了长久的系统的关闭角色，导致免疫系统受到抑制。长期的慢性压力不仅会抑制机体对疫苗的反应，还会增加我们对感冒，甚至艾滋病的易感性。

当压力持续存在，这种系统关闭作用就会失灵，机体对皮质醇也不再有相应的反应，导致免疫系统失控，机体对过敏甚至更严重的慢性炎症变得更为易感。我们能看到的炎症，诸如抓痕周围的红肿是机体应对感染的第一道屏障。产生炎症时，小血管扩张，血管通透性增加，白细胞和免疫细胞游走到外周受损组织，这样可以迅速有效清除刺激因子、异物和坏死细胞。这种短暂的炎症高峰就是创伤愈合的关键。

加州大学旧金山分校的艾丽萨·艾培尔和伊丽莎白·布莱克本研究了压力对染色体末端DNA序列即端粒复制的影响。我们知道，端粒在人的衰老过程中起到重要作用，每当DNA复制和细胞分裂时，端粒就像帽子一样保护染色体的末端。但在这个过程中，端粒本身会被消耗。端粒过短，细胞功能受损，停止分裂，这就意味着组织丧失了自我修复能力。女性压力越大，体内端粒越短，长期操劳的母亲比压力小的同龄母亲看起来老得多，她们的体内端粒更短，端粒酶水平也少了一半，也就是说压力不仅致病而且会加速衰老。

还有需要特别强调的是，近几十年来才新发现的干细胞即是起源细胞，是具有增殖和分化潜能的细胞，它们具有自我更新复制的能力，能够产生高度分化的功能细胞。简单来讲，它们是一类具有多向分化潜能和自我复制能力的原始的未分化细胞，是形成哺乳类动物的各组织器官的原始细胞。现研究发现，干细胞作为一类既有自我更新能力、又有多分化潜能的细胞，一方面可以帮助我们揭示许多有关细胞生长和发育的基础理论谜团，另一方面用于原来以为无法再生的心肌细胞、神经细胞等的创伤修复、神经再生和抗衰老等临床医学领域。并且，现在更尝试利用干细胞再造组织、修复器官和治疗神经系统疾病等，取得了不少令人瞩目的成果。

除此之外，现代医学还在许多层面上研究探索着自愈力，如表观遗传学方面。毕竟人体就是一个小宇宙，非常复杂精密，还有许许多多系统及未知的领域有待我们去探索、发现。

从上可知，我们从生命降生之时，一位深藏体内的"随身的医生"就跟随我们而来，体内的每一个器官、每一处组织都有它信手拈来的"好药材"。在生活里，小病往往不需要吃药自己也能好，疑难杂症自然痊愈的例子也不少，这就是自愈力"神医"在自行诊断、开方配药，为我们祛除疾病。当人体的自愈力下降时，就会出现疾病、衰老和死亡，所以，增强自愈力是修复疾病的关键所在。人体自愈力好比是大树的根，只有根系强壮深扎入土，树木才会长得枝繁叶茂，充满活力。

5. 影响自愈力的因素

自愈力如此重要，我们应该从哪些方面来增强我们的自愈力呢？

国际著名医学权威专家安德鲁·韦尔博士，曾任美国亚利桑那大学临床医学教授、亚利桑那大学结合医学中心主任。安德鲁·韦尔在哈佛大学接受了正规的现代医学教育。然而，在临床实践中他渐渐发现西方常规医学的很多不足，于是他到亚马孙河流域去寻找古老的民间医术。在那里他遇见了一位70多岁的民间医师，老人家的诊所每天来求医问药者络绎不绝。他只是用整骨法等各种简易的土方法给患者治了一下，患者的气喘、疼痛等症状很快就烟消云散了。目睹了替代疗法的神奇之后，韦尔内心深受触动，开始研究如何将替代疗法和常规疗法融为一体，形成更能激发人体自愈机制的综合疗法。

韦尔及其综合疗法认为：替代疗法在预防疾病以及保持健康等方面和常规疗法一样重要、一样有效，充足的营养必不可少，但他更注重内心情绪状态的调整。他强调通过压力管理、情绪安抚、饮食调节、适当运动等措施，以激发自身的能力从而达到更好疗愈疾病的效果。韦尔在植物学和医学方面拥有坚实的科学背景，使他能在现代西方医学和各种替代疗法的研究及运用方面取得巨大的成功。韦尔博士认为影响自愈力自然发挥的因素主要有以下5个。

（1）组织细胞中毒

20世纪初，俄国著名免疫学家、1908年诺贝尔医学奖获得者梅契尼科夫教授经过长期研究发现，人体许多传染性疾病不单是细菌和病毒入侵的结果，更重要的是由于人体内的毒素破坏了人的免疫系统，使得人体免疫力下降而导致人体感染生病，所以梅契尼科夫认为健康第一要务就是及时排出人体肠道、血液、淋巴、皮肤等系统中的毒素，这样才能提高人体自身免疫力和各系统脏器的功能，防止各种疾病的发生和发展。

人体主要的排毒通道有肠道、尿道、气道、皮肤汗腺等。大多数人的问题是大便不畅通，皮肤不出汗，饮水少、小便少，加上不良生活方式和严重的饮食污染、环境污染，使得人体肠道、血液、淋巴、皮肤等各系统各脏器中的毒素远高于人体能够承受和清除的范围，这就是为什么现在各种癌症、糖尿病、痛风、皮肤病、类风湿关节炎等发病率越来越高。这是不是与医圣张仲景《伤寒论》中"凡病，若发汗、若吐、若下、若亡血、亡津液，阴阳自和者，必自愈"有类似之处呢？

（2）缺氧与空气质量

充足的氧是人体生命代谢的基本需求。人体70%左右的能量是由糖提供的。在供氧充足时，1个克分子的葡萄糖，在生成二氧化碳和水的同时，可合成38个分子ATP，共释放能量为686千卡。而氧供应不足时，1个克分子的葡萄糖，经过无氧糖酵解，在生成乳酸的同时，仅合成2个分子ATP，共释放能量为52千卡。同样1个克分子葡萄糖，在有氧氧化和无氧酵解条件下产生的能量相差19倍。可见，人体只有具有充足的糖有氧氧化，才能提供足够的能量，以满足肌肉的收缩、神经兴奋的传导、各种腺体的分泌和细胞的生长、分裂等生命活动所需。如果葡萄糖或者脂肪、蛋白质等营养物质，有氧氧化过程中供氧不足，生理活动得不到足够的能量，必然会导致人体各系统和器官功能障碍，从而导致各种疾病的发生。

创立了缺氧致病（癌）学说的德国著名医学家、1931年诺贝尔医学奖获得者奥托·瓦博格教授发现，当人体组织细胞中的氧含量低于正常值的65%时，缺氧的组织细胞就容易癌变。

由于空气污染，特别是室内空气污染和不畅通，诸如居室、办公室、商场、地铁等环境，空气中的氧含量明显低于正常水平，而现在多数人一天90%的时间是在室内度过的，加之锻炼少的人心肺功能较弱，使人体的组织细胞经常缺氧。

随着工业科技的发展，越来越多的环境颗粒物进入我们的生活环境，严重威胁着人类健康，导致心血管疾病、呼吸系统疾病及癌症等的发病率和死亡率增加，许多研究发现，环境颗粒物可诱发表观遗传学改变，它可以通过DNA甲基化、组蛋白修饰、染色质重塑和microRNAs等表观遗传学机制进行调控，进而引起基因表达改变，从而产生有害效应，而且这种改变往往出现在疾病发生的早期，影响了基因的表达调控，引发相应的疾病。

（3）细胞营养不均衡

美国著名营养学家、两次诺贝尔奖获得者莱纳斯·卡尔·鲍林研究发现，当正常细胞经常缺乏一定的营养素时，就容易患上各种疾病。如蛋白质经常摄入不足导致免疫力下降，人就容易患感冒或癌症；多不饱和脂肪酸缺乏容易产生心脑血管疾病；维生素A缺乏会产生眼干燥症；缺钙会得骨质疏松；等等。鲍林创立的正分子医学（也称细胞分子矫正学）认为，当病变的细胞能获取到各种均衡的营养素时，病变的细胞便可逐步恢复正常。而现代营养学的原理也说明，组织细胞的正常新陈代谢除了需要充分的氧气以外，还需要均衡的人体七大营养素，即蛋白质、脂肪、碳水化合物、维生素、矿物质、膳食纤维和水。现由于许多人不懂合理营养调配及科学饮食，50%慢性病的发生发展与饮食不合理有关。

（4）组织细胞缺水

水是生命之源，组织细胞的一切新陈代谢都离不开水。组织细胞经常缺水，就会使组织细胞无法获得充分的营养并及时排出代谢废物和毒素，从而导致组织细胞病而引起各种疾病。

正常人体每天需要2000mL的饮水量，而现在许多人一天的饮水量不足1000mL，甚至更少。所以平时养成良好的饮水习惯和排尿、排便习惯是人体健康的重要保证。

（5）微循环不畅通

现代医学研究发现，微循环是微动脉和微静脉之间的血液循环，是组织细胞代谢的关键部位，血液循环最根本的功能是进行血液和组织之间的物质交换，这一功能就是在微循环这部分实现的。微循环障碍是血液理化性质的改变，使管腔狭窄、血液流速减慢或血栓形成，使局部组织缺血缺氧甚至坏死，引起一系列临床症状。微循环畅通百病不生，微循环障碍是百病之源。微循环不畅通导致局部组织细胞缺氧、缺水、缺营养，代谢产物和毒素不能及时排出，造成组织细胞产生病变而形成各种慢性病。由于高血压、高血糖、高血脂等引起血黏度高、心脏功能下降，微血管病变导致微循环不畅通，造成细胞组织无法进行正常的物质能量代谢而致病，如糖尿病高血糖引起肾小球微血管病变继而导致肾小球病变，产生蛋白尿，甚至肾功能不全等。

（6）心安与和谐

以上是韦尔博士认为影响自愈力自然发挥的5个重要因素，但我们认为还漏掉了最重要的一点，就是心安，即内心的和谐。因为只有心安神定，机体才能自然协调而顺畅地运转。这也就回到前面我们反复强调和论述的内容，此处就不再一一赘述，而是以《内经·素问》中"君火以明，相火以位"相关内容做进一步说明，供大家参考。

大家已经知道中医将自愈力称作"正气"或"真气""元气""阳气""宗气"等。人体健康也是依靠阴阳变化的动态平衡来维持的。谨察阴阳所在而调之，以平为期。是故保养元气、守住平衡最为关键。如何才能达到呢？就须"君火以明，相火以位"。

《素问·灵兰秘典论》中指出："心者，君主之官也，神明出焉。"相，臣也，有辅佐之意，相火相对于君火而言，起辅助君火的作用。"君火以明，相火以位"，君火为神明之主，贵在"明"，相火出于肾，为发生之根，贵在秉承心主之命而动，"动而皆中节"。君火主明乃是相火守位的前提，相火守位乃是君火主明的基础。相火以君火为统帅，君火以相火为根本，君相协调配合，相不可妄动而夺君位，君当明而不可昏暗，君主不明，相火必反，而生出各种疾病。

诚如《素问·灵兰秘典论》所言："主明则下安，以此养生则寿，殁世不殆，以为天下则大昌。主不明则十二官危。

使道闭塞而不通，形乃大伤。以此养生则殃。以为天下者，其宗大危，戒之戒之。"

故君火贵在"明"，相火贵在"动而皆中节"，君相二火"致中和"而合一为生命之火，才能温煦脏腑、长养气血、交通经络，推动机体各项功能活动，共为全身生命活动之动力。君火、相火在生理上相互为用，病理上相互影响，二者是不可分割的一个系统。君相安位，则气和条达，阴平阳秘，更好地发挥温养脏腑、条畅气血，促进机体各项生命活动的正常进行；君相离位，不仅影响本脏腑功能的正常运行，更会影响其他脏腑气机和经络系统的畅通，导致滋生诸病。

在日常生活中，应运用此理论来更好地指导养生，做到食饮有节，起居有常，不妄作劳，则气机畅达，阴阳平衡，以达到形与神俱的健康状态。

外感风寒，暑湿燥火，饮食内伤，房劳、情志至极等均可致君火不"明"，相火不"位"，现代人心神过于外驰，过分贪图外在享乐，不知持养，以动为乐，耗散精元，便易失去中正平和，自然难以达到"不治已病治未病，不治已乱治未乱"的状态。因此，万变不离其宗，平衡和谐是相对的，是需要及时细心调整维护的，时时不忘记守中，保元守中须神明心安。

再者，人生病时适当服些汤药，或用针灸，可以调动元气，促进康复，这是有益的。但平时无病时若滥用刺激性食物，如吸烟、酗酒、嗜饮咖啡等，容易妄耗元气，甚至上瘾，不利健康，都须适可而止，不可过度过量。然而许多人认为痛快舒畅就好，未认识到当我们感到非常痛快舒畅时，往往是元气迅速大量释放、消散的时候。比如，吸毒后的飘飘欲仙感；性高潮后的畅快淋漓感；运动超过极限后的充满活力感；等等，这都是元气发动并通行周身经脉的反应。以过频、过度、短暂的快感来换取元气的过度释放，也为不智。人身一切视听言动由心主宰。若目见好色、耳听淫声、言动妄为，则相火易随之而动，世称相火妄动者多指此也。正如老子《道德经》指出："不见可欲，使民心不乱。""五色令人目盲，五音令人耳聋，五味令人口爽，驰骋畋猎令人心发狂，难得之货令人行妨，是以圣人为腹不为目，故去彼取此。"可见心神安宁的重要。

6. 如何养护、提升自愈力

通过对以上影响因素及根本宗旨的了解，让我们知道如何取舍，去养护好我们的自愈力了。

（1）充足的休息，防止过劳

休息是恢复体能最有效的方法。俗话说"三分治，七分养"，养的作用特别重要，这种养包括充分的休息、充足的睡眠、有规律的生活，也包括养心，让心灵休息。

"吃人参不如睡五更"，这句谚语道出了睡眠的真谛。倘若长期睡眠不足，不仅影响到学习，还会出现情绪萎靡、身体疲乏甚至休克等状态。

没有睡眠就没有健康，睡眠不足，不但身体消耗得不到补充，而且由于激素合成不足，降低人体免疫力，会造成内环境失调。美国佛罗里达大学的免疫学家贝里·达比教授研究小组对睡眠、催眠与人体免疫力做了一系列研究，并得出"睡眠除了可以消除疲劳，使人体产生新的活力外，还与提高免疫力、抵抗疾病的能力有着密切关系"。他们对受试人员进行自我催眠训练的研究表明，施行催眠术之后的受试者血液中的T淋巴细胞和B淋巴细胞均有明显上升，而这两种细胞正是人体内免疫力的主力军。科学家同时发现，实行催眠术的受试人员在日常压力面前表现出更强的自信、自尊和独立处事能力。长时间晚睡和睡眠不足者，即使次日补睡达到8小时睡眠，也难以挽回损失。此外，晚上10时至凌晨2时，是人体内细胞坏死与新生最活跃的时间，此时不睡足，细胞新陈代谢就会受到影响，人就会加速衰老。这与中医认为子时睡眠有利于肝胆排毒，保养肾精，恢复生机相符。2017年的诺贝尔医学奖三位获得者就生物钟对健康的影响及其内在运作机制进行了探究与阐释，也回答了其中的原理。经常开夜车，或通宵达旦地打牌、玩手机、看电视，对健康非常不利。

临睡前不要喝浓茶、咖啡，不饮烈性酒，不吸烟，不看惊险小说、电视，以免过度兴奋影响入睡，甚至失眠。建议控制玩手机的时间、适当节制性生活、按时睡眠、饮食清淡、平和心态、远离怨恨恼怒烦及贪嗔痴。同时，我们还可以采取相对积极的方法，包括站桩、静坐、冥想、听一些舒心音乐、修身养心、提高道德操守等，维护健康。

(2)适当的运动及工作

运动及工作是人生必不可少的组成部分。《黄帝内经》说:"阳气者,若天与日,失其所,则折寿而不彰。"所以养护阳气是养生治病之本,当阳气不足时,怕冷、鼻炎、胃痛等病症都会找上身来。《医效秘传》这样说道:"动而生阳,静而生阴。"可见运动给我们带来的直接变化就是阳气的生发,《扁鹊心书》中亦有记载:"夫人之真元乃一身之主宰,真气壮则人强,真气虚则人病,真气脱则人死。"由此可知,人体生老病死的过程也就是真阳之气衰减的过程。身体里有寒湿就像穿了一件湿衣服,让人觉得湿冷黏滞,很不舒服。阳气就像身体里的太阳,能给人温暖,阳气充盛才能将"湿衣服"晒干。所以,祛除寒湿的根本在于增强阳气,而运动就是补充阳气的理想方法。适量运动可以强身健体、舒经活络、促进代谢、陶冶情操,并防治多种疾病。

每天适当地运动可提高机体的新陈代谢,根据生物学关于"用进废退"的规律,长期坚持运动,可使各脏腑器官的功能增强,使机体充满活力,从而延缓衰老,能够健康长寿。

坚持运动可使肌肉纤维逐步变粗且坚韧有力,其含蛋白质及糖原等储量增加,血管变丰富,血液循环及新陈代谢得到改善,使肌肉的动作耐力、速度、灵活性和准确性均提高,从而防止肌肉的老化;运动可使骨骼很好地发育和生长,促进骨质增强,使骨骼可以承担更大的负荷;肌肉附着于骨骼,坚持运动可使肌肉附着处的骨突增大,改善骨的血液循环及代谢,使骨密度增加,骨质更加坚固,并可提高骨骼抵抗折断、弯曲、压缩、拉长和扭转的能力。

持续运动可使呼吸肌强壮有力，使呼吸动作的幅度扩展，使呼吸差增大，肺活量增加，呼吸深度加深。由于呼吸器官功能提高，肺内气体交换充分，血液含氧量增多，能量物质的氧化过程完善，从而促进了全身新陈代谢，对人体维持旺盛的精力，推迟身体的衰老极为有利。

坚持运动可增加食欲，促进胃肠蠕动，促进胃肠血液循环，促进消化腺分泌，因而可增进食物的消化和营养物质的吸收。

坚持运动可提高心血管的功能，使心肌纤维逐渐发达而有力，冠状动脉分支血管增多管腔增大，血管壁的弹性增强，心输出血量增加，心脏和全身的血液循环改善。

坚持运动可改善肾脏的血液供应，并提高肾脏排出代谢废物的能力，如在运动时排出的尿素、肌酐、乳酸、酮体等增多，从而保持体内环境的稳定。同时还能加强肾脏对水和其他有益物质的重吸收作用。

运动可增强内分泌腺的功能，如增强肾上腺皮质功能，有利于体内蛋白质、脂肪、糖、无机盐和水等各种物质代谢；增强甲状腺功能、可提高细胞的新陈代谢等。

运动可增强神经系统的功能，能使体力劳动和脑力劳动的耐受力增强。

参加运动可使心情愉快，精神饱满，不易疲劳，并能使气力增强，且在动作速度、柔韧性、灵活性等方面有显著提高。

运动时可使皮肤血液循环加强，氧的供应充分，新陈代谢旺盛，使人体对冷热的耐受力增强，提升皮肤防御功能，改善皮肤的结构和功能，有利健康长寿。

表观遗传学研究同样显示，规律运动则通过影响相关基因的表观遗传学修饰和基因表达降低心脑血管疾病、糖尿病、肥胖等多种代谢疾病及癌症的发病率以及严重程度。

有氧运动已被证实能够促进能源物质代谢增强，其机制可能与有氧运动可以诱导许多表观遗传修饰酶（如 DNA 甲基转移酶、组蛋白乙酰转移酶等）依赖的代谢物（如氧、三羧酸循环中间体、戊二酸等）水平的变化，进而对代谢相关基因表达进行调控有关。游泳训练可增加葡萄糖转运体 -4（GLUT-4）基因与心肌细胞增强因子 -2 结合部位的组蛋白 H3 的乙酰化水平。

此外，规律的有氧运动还可引起骨骼肌细胞转录调控因子肌肉生成调节因子以及肌肉因子的表达发生变化，这些变化将有助于提高身体的适应能力，降低血压和改善全身组织糖、脂代谢稳态。

上述研究结果，提示参加规律的有氧运动能够通过改变基因表观遗传修饰，有效降低衰老进程中个体患代谢性疾病的风险，也为鼓励人们积极参加体育锻炼提供了可靠的理论依据。

另外，最好能找个相对规律的工作，保持每天早睡早起的规律生活。既可以有固定收入保障生活质量，又能不断与社会建立良好联系、精神有寄托，提高免疫力。

运动能治愈很多疾病，特别是慢性病。但是需要注意的是，每个人都要根据自身的状况选择适合自己的运动方法，步行、太极、书法、游泳或有一些互动的球类运动都是不错的选择。

（3）良好的脾胃功能，充足均衡的营养

前面提到充足干净的空气与水是生命必不可少的，但现在这些是越来越稀缺的重要资源。中医认为："药补不如食补，食补不如水补，水是百药之王。"所以干净充足的水与营养对身体非常重要，而对于处于恢复中的人体更是如此。营养在中医里也叫作"水谷精微"，即食物消化后能被人体吸收的、对人体有益的精华部分。饮食营养和脾胃对饮食水谷的运化功能，对于维持机体的生命活动至关重要，所以《素问·平人气象论》说："人以水谷为本。"《素问·玉机真藏论》说："五脏者，皆禀气于胃；胃者，五脏之本也。"说明胃气之盛衰有无，关系到人体的生命活动及其存亡。李东垣在《脾胃论·脾胃虚实传变论》中说："元气之充足，皆由脾胃之气无所伤，而后能滋养元气。若胃气之本弱，饮食自倍，则脾胃之气既伤，而元气亦不能充，而诸病之所由生也。"

中医认为胃主受纳、腐熟水谷，与脾的运化功能配合，才能使水谷变为精微，进而化生气血津液，供养全身。脾胃五行属土，属于中焦，共同承担着化生气血的重任，气血（人体的能量与物质）的充足，是我们健康生存的基本条件，有了这个基础，机体才容易调节平衡。现代医学同样认为消化系统的消化吸收转运功能正常，营养物质才能充分利用，机体才得生机焕然。因此，一定要养护好脾胃。

脾在志为思，思即思考、思虑。正常思考问题，对机体的生理活动并无不良影响，但在思虑过度、所思不遂等情况下，就能影响机体的正常生理活动。其中最主要的是影响气的正常运行，导致气滞和气结，所以《素问·举痛论》说："思则心有所存，神有所归，正气留而不行，故气结矣。"从影响脏腑生理功能来说，最明显的是脾的运化功能，由于气结于中，影响了脾的升清，所以思虑过度，常能导致不思饮食、脘腹胀闷、头目眩晕等。另木郁乘土，最伤中焦，因此，调中（调脾胃）还要重视疏肝，调达情志。

因此，养护好脾胃平时应注意以下几点：

①首先保持良好的情绪。不良情绪可导致食欲下降、腹部胀满、嗳气、消化不良等，而良好的情绪则有益于胃肠系统的正常活动。

②饮食应三餐相对定时、定量、有规律，不暴饮暴食。以素食为主，荤素搭配。五谷为养，五畜为益，五果为助，五菜为充，阴阳平衡。需适当吃蔬菜和水果，以满足机体需求和保持大便通畅。少吃有刺激性和难于消化的食物，如酸辣、油炸、干硬和黏性大的食物。

③注意保暖，少吃寒凉。俗话说"十个胃病九个寒"，这的确是经验之谈，笔者学习诊脉时，老师们反复叮咛，现代人由于经常熬夜，多用空调，少晒太阳，体质普遍虚寒，回来实践体会的确如此。因此注意保暖十分重要。在春秋季节气候变化无常时，有虚寒胃痛的患者要多穿衣服注意保暖，

尤其下半身保暖，避免受寒、阳气耗散；有脾虚泄泻的，可在脐部贴暖脐膏药，同时还应少吃生冷瓜果等，如感到胃脘部发冷，可及时服用生姜茶，平时亦可常服姜枣茶。

④坚持参加适当的体育活动，如散步、慢跑、打太极拳等。科学研究发现，运动可以调节心理，降低个体对焦虑的敏感性；调节应激应答，介导炎症通路、调控内源性大麻素、多巴胺等水平；上调 BDNF 刺激神经及血管的发生；促进相关脑区功能，帮助缓解各类焦虑、抑郁症状，改善心态。适当的体育锻炼能增强人体的胃肠功能，使胃肠蠕动加强，消化液分泌增加，促进食物的消化和营养成分的吸收，并能改善胃肠道本身的血液循环，促进新陈代谢，推迟消化系统的老化。还可在每晚睡觉之前，躺在床上用双手按摩上下腹部，循环往复 30～50 遍，可有助脾的运化，而去积滞，通秽气，对脾胃有良好的保健作用。但运动也要注意与季节变化、自身的身体状况相适应，夏天我们可以锻炼到出汗，有助身体健康，但冬主收藏，如果冬天也锻炼得大汗淋漓，反而不利于身体的收藏了，冬天可以做些舒缓的运动。同时身体强壮的年轻人，日常锻炼可以剧烈些，而气血亏虚的人，就要注意运动适量，过犹不及，过度地运动也会耗损我们的气血。

⑤保持营养的均衡。前面提到充足均衡的营养对健康的维持必不可少，既能够满足人体各器官的需要，维持正常的脾胃功能，又可以预防疾病、增强抵抗力。

研究表明，先天或后天不良的营养结构以及体力活动水平等因素均会对糖脂代谢相关基因的表观遗传修饰产生强烈影响，进而引起糖、脂代谢紊乱，导致心脑血管疾病、糖尿病、肥胖等多种代谢疾病的发生，加快衰老的速度，而合理的营养结构及规律运动则可通过影响相关基因的表观遗传学修饰和基因表达降低这些疾病的发病率以及严重程度。

合理的饮食要选择多样化的食物，使所含营养素齐全，比例适当，以满足人体各种需要，那么饮食应如何配制呢？

①粗粮、细粮要搭配。粗细粮合理搭配食用可提高食物的风味，有助于各种营养成分的互补，还能提高食品的营养价值和利用程度。

②主副食搭配。主食是指以含碳水化合物为主的粮食作物食品，可以提供主要的热能及蛋白质，副食可以补充优质蛋白质、无机盐和维生素等。副食品种类要多样，荤素搭配。鱼、蛋、奶、肉类等食品富含优质蛋白质，各种新鲜蔬菜和水果富含多种维生素、纤维素和无机盐。两者搭配能烹调制成品种繁多、味美口香的菜肴，不仅富有营养，又能增强食欲，有利于消化吸收以及大便通畅。充足的蛋白质、适量的碳水化合物、脂类、膳食纤维、维生素以及锌、硒、钙、镁等矿物质，都是人体必需的，必须保持数量与质量的充足、均衡。很多女性为了减肥不吃主食的做法是不提倡的，中医认为五谷为养，五果为助，五畜为益，五果为充。人体气血的生成要靠吃好主食。只有气血充足了，人体才有能力排出多余的痰湿（脂肪），养好身体，自然就减肥了。以伤害身体为代价的减肥，得不偿失，大家要慎之又慎。

③干稀饮食搭配。主食应根据具体情况采用干稀搭配，

这样，既能增加饱腹感，又有助于消化吸收。

④要适应季节变化。春夏要多吃甘味辛味的食物，以应春夏养阳。甘主发散，也有助于春天阳气的生发，春天可以吃些当季的芽类蔬菜，顺应生发之气，还可以吃些辛味的食物，如葱、姜、胡椒等。辛甘发散为阳，酸苦涌泄为阴。秋冬养阴，秋季就要吃些酸味的，如水果，以助秋天的收杀之气。冬主收藏，要吃些种子、根茎类的食物，以助精气的收藏，因为植物会把生命的精华物质藏在种子和根茎中。尤其是中医讲究季节养生，主张多吃些应季天然食物。

⑤根据具体情况（如性别、年龄、劳动强度），确定每日总热能及营养需要量。按碳水化合物（60%～70%）、脂肪（20%～25%）、蛋白质（10%～15%）所占一日总热能的比例，分配其需要量。

（4）灵活的大脑，平和清明的心态

人是身心统一的动物，身体和心灵组成了人的整体。身体是心灵的载体，心灵是身体的指挥。如果指挥系统出现了问题，身体的各个器官就难以很好地工作。可见灵活的头脑、稳定的心情是一切健康的基础，是协调各系统进行正常运作的保证。

随着年龄的增长，老年人的身体状况会大不如前，头脑思维力也会有所下降。当身边的老人总是出现记不住人和事的时候，那就意味着他们可能患上老年痴呆症。

与其患上痴呆症之后苦恼万分，还不如在痴呆症出现之前及早预防，避免其发生。那该怎样有效保持大脑的健康呢？

①智力训练。勤于动脑，以延缓大脑老化。研究显示，经常用脑，时常做有趣的事，可保持头脑灵敏，提高脑细胞反应敏捷度。整日无所事事的人患痴呆症的比例较高。老年人应保持活力，多用脑，如多看书、学习新事物、培养多种业余爱好，可活跃脑细胞，防止大脑老化。广泛接触各方面人群，对维护脑力有益。和朋友聊天、打麻将、下棋、做手指操等，都可刺激神经细胞活力，提高智力。

②增加社交活动，维持良好、正常的人际关系，避免长期陷入忧郁状态。社交有助于改善认知能力。多与朋友外出进餐或参加体育活动、旅行、聚会、看电影、听音乐会、参加各种俱乐部、参加社区志愿活动、常看亲朋好友等活动，都有助于改善记忆和思维能力。许多研究表明，忧郁的人更易患痴呆症，因此，大家要避免不良精神刺激，同时多与人交流，增进感情，维持良好人际关系，保持家庭和睦，使心情愉快，增强抗病能力，减少大脑组织功能的损伤。

③精神调养与积极学习。精神调养重在调节七情，注意保持乐观情绪，节思虑、去忧愁、防惊恐，做到恬淡虚无，知足常乐。从而外不受物欲的诱惑，内不存情感的激扰，自然气血调和，健康不衰。另外，我们需要不断学习，活到老，学到老，提升、调整自己的价值观、世界观、人生观。现在研究已经明确：思想、信仰、世界观与应激水平一样影响人们对疾病和健康的感知。认知通过意识和潜意识影响大脑，从而重塑大脑，重塑人生。

保障人体健康，增强自愈力牵涉人生的方方面面，不一而足。既需要有一定的物质基础，又需要有精神认知方面的素养。

需要特别指出的是，相信自愈力不等于拒绝治疗，利用自愈力祛病健身也是有一定限度的。就如已经截肢的人怎么想也不能再长出一条新腿；1型糖尿病患者，安慰剂同样无法代替他们所缺乏的胰岛素，还需要药物及各种医疗保健方式方法帮助，来共同维护来之不易的健康。

自愈力需要平时注意呵护保养，于"治未病"以及疾病初起或较轻时更为适用。如果病情严重，当以挽救生命为先，尽快到医院诊治，不可延误。切不可过分依赖自愈力，盲目自信而延误疾病的救治时机！

总之，我们需要重视挖掘人体自愈的潜能，结识这位"神医"，读懂人体，把握方寸，灵活应对，利用好这天然"药田"，制定出适合自己的保健方案，才不会失去健康这一最宝贵的财富。

当然，真正读懂人体，把握尺度，恰如其分运用并不容易，需要我们在日常生活中不断学习、运用，再总结磨炼方可。千百年来培植提升自愈力的方法不胜枚举，我们只需从中西文明推崇的共通经验方法中，根据自身需求因时、因地、因人从中择取一二，用心学习体会定有所得。例如听听舒畅身心的音乐，适当晒晒太阳，健步、打球、游泳、站桩、八段锦及经络养生法，都是开发自愈潜能的好方法。求医亦要求己，掌握一些调适身心的方法，把握调心为上的理念，养成良好的生活习惯，做好自己健康的第一责任人，我们就可以避免或者减少疾病的发生，甚至从源头上祛除疾病，达到治病固本、健康长寿的目的。

世上无难事，只怕有心人。千里之行，始于足下。只要我们怀有健康光明的初心，学习提升自己的认知，跟随正确的理念践行，就一定可以塑造健康，开创幸福美好人生。

（皇甫长梅　尹小健）

第五章

践行案例

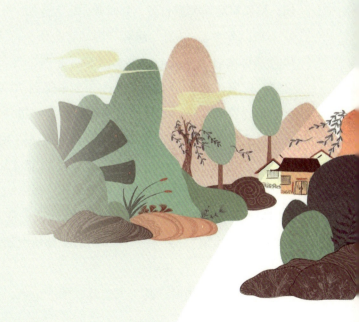

1. 一个令人印象深刻的"呼吸不能"案例

患者符某某，女，24 岁，某县城农民，初中文化。2011 年 7 月曾因"精神异常，肢体无力，呼吸困难 5 天"以"急性播散性脑脊髓炎"入住我院心理科及重症监护室（ICU），其间曾因呼吸困难行气管插管，经及时治疗后病情好转，未留明显后遗症，出院后呼吸、进食正常，日常生活可以自理，并可完成两个小孩的上学接送，照料家人等日常事务。住院前后花费了 20 万元左右，家庭经济紧张，患者也总因自己生病，拖累家庭而愧疚自责，并时常向家人念叨。

2013 年 5 月 13 日，患者"因胡言乱语，行为异常 1 天"从急诊再次收入我院心理科，入院后逐渐出现不张口进食、发热、呼吸困难等情况，血氧饱和度下降到 70%～80%。紧急请重症医学科会诊，行气管插管后转 ICU 进一步治疗。病情稍稳定后于 5 月 17 日检查头部及颈部加强磁共振示：脑桥以及颈 1～2 段脊髓内少许斑点，斑片状 T1 低 T2 高 DW 低信号灶，病灶均无强化，中线结构无偏移。提示病灶为原遗留陈旧病灶，未见新发病灶。静脉窦流空效应正常，MRA 未见异常。由于病情复杂，为进一步明确脑部情况请我科（神经内科）会诊。

笔者询问病史时，其丈夫突然叹了一口气，说这事都怪他自己。于是我顺势询问其丈夫是何缘由，进一步了解到由于经济原因，他到广州打工，换了几份工作后决定学车。在学车的过程中，有几次由于他开车不方便接电话，导致其妻较为紧张，总是怀疑他有外遇，进而不断打电话骚扰，喋喋不休，不胜其烦。终于在发病当天上午，他忍无可忍地说了一句话："再这样我就不要你啦！"当天下午，患者在家公陪同下去接孩子，到学校门口的时候，出现了胡言乱语，行为异常，被送到当地医院，紧接着由当地医院救护车送到我院。

患者当时情况：四肢肌力基本正常，腰穿压力基本正常，脑脊液的生化常规均未见异常，脑脊液涂片培养也未见明显异常。5月21日情况许可转到我科室继续抗感染、营养神经及相应的对症支持治疗。由于考虑到疾病初期可能脑内病灶暂未显现而难被发现，于是5月27日再次复查头部及颈部加强磁共振，结果与5月17日检查结果一致，陈旧病灶同前，仍未见新发病灶及其他异常。胸部CT：双侧胸廓对称，气管居中，双肺见多发斑片状、条索状致密影，边界模糊，双上肺部分实变。支气管及主气管通畅，纵隔未见明显异常。肌电图检查也未发现任何异常。排除了多发性硬化、吉兰-巴雷综合征、重症肌无力、周期性麻痹、多灶性运动神经病及其他肌肉疾病。

其间，患者呼吸欠畅、痰多情况未见改善，进行了气管切开术排痰等治疗。5月21日血常规：白细胞计数11.2×10^9/L，中性粒细胞比例为81.8%，血真菌二项明显升高。降钙素原检测为0.020ng/mL，痰培养提示鲍曼氏不动杆菌，药敏提示多重耐药。生化检查肌酶、电解质等方面均无明显异常。

治疗多日后患者体温有所回降，血象好转，但仍无自主咳痰，经常是痰液多到致血氧明显下降时，才由陪护人员或者护士及时吸出，患者都没有什么明显主动反应，不主动进食。因而先后多次请心理科、感染内科、呼吸内科、耳鼻喉科、泌尿外科等做了相应的诊治处理。患者的感染情况有好转，但吞咽及呼吸功能均未见明显缓解，与之交流无反应，痛刺激反应亦不明显，患者求生意愿不强。

在一筹莫展之际，我与朋友探讨时听说传统的"认不是，找好处"暖心方法值得一试。于是6月3日，我引导患者丈夫对其真诚地道歉，说出自己的歉疚之处，并反复在其耳边强调她在家庭中的重要性以及她身上的种种优点，又让丈夫带两个儿子来看望、呼唤母亲。6月4日，患者的呼吸明显通畅，痰量明显减少，开始想吃东西。6月5日，患者开始可以站立，随后病情恢复顺利，逐渐可以在家人扶持下行走。6月5日，复查胸部CT与5月27日CT相比：双肺肺炎范围及密度较前明显改善，胃管及气管套管位置正常。6月12日，食管造影提示：食管泛影葡胺造影未见明显器质性病变。6月15日拔除气管套管，呼吸顺畅，痰量无明显增多，血象恢复正常。6月16日，患者病情明显好转，呼吸基本正常，四肢肌力4级以上，肌张力正常，出院。出院时，患者生活已经基本可以自理，可以自行进食，饮水顺畅。1个月后随诊已可接送小孩。

这个案例给我印象很深，我曾多次与心理科教授交流，也引出几个问题,想与大家一起思考、探讨。

(1)患者在肺部感染相对控制的情况下,表现有痰不咳、"无法自主呼吸",呼之不应,痛刺激反应差,无法正常饮食。在此期间,主管医生用了各种目前可以检查的手段做了各项相关检查。除了感染以外,没有其他器质性病变,尤其是肌电图、脑脊液、两次头部及颈部磁共振加强均没有发现新的病灶。是什么原因造成有痰不咳、"无法自主呼吸"的这种情况,是真的昏迷了吗,或是感染本身所致,还是其他原因?

(2)在用心理疗愈的过程中,在其丈夫道歉、感恩以及孩子的呼唤以后,患者的病情迅速好转,在两三天内就出现了如此明显的改观,这是心理作用还是病情确实到了明显好转的阶段呢?心理作用在疾病的恢复过程中真有这么重大的作用吗?

(尹小健)

2. 董伯人生塑形记

患者董某某,男,67岁,退休工人,小学文化。因反复气促、胸痛、咳痰10余年,拟"尘肺病"合并气胸、肺部感染,多次住院治疗。10余年来长期处于住院状态,每年平均住院时间超过10个月,出院期间在家也多是躺于床上吸氧,动则气喘胸闷，举步困难，内心痛苦，备受煎熬。家人反映患者平时性情较为古怪，容易发脾气，让人难以捉摸，家属虽然心疼，但有时也无从帮助，显得很无奈。

2018年年初，患者病情缓解出院，在家休养一段时间后，再次因痰多、呼吸困难加重而入院。经评估，我们发现患者的肺功能确实比较差，稍一活动就呼吸困难，气喘吁吁，胸部CT显示肺部基本没有多少有效的呼吸面积，脏腑功能明显受损。住院期间患者总是不高兴，动不动就找碴儿、发火，不管是对家属还是对医护人员，纠结的情绪占据着他的心灵。的确，设身处地想想，如果我们处在他这种境遇，阵发性咳嗽，持续性呼吸困难，每一次呼吸都伴有撕心裂肺的疼痛，这种持续存在的折磨，若换作我们也会心情不好，甚至表现得更差。

于是，我们尝试着帮助他，他越是跟我们急，我们越是耐心对待、和气地与他沟通。一方面，我们时不时地向他表达我们作为医务工作者的感慨，感受他的不容易，佩服他面对病痛的勇气，若换作我们可能也未必做到像他这样坚强，他们那一辈人吃苦耐劳的精神不是我们这一代人能相提并论的；另一方面，我们还多次引导他，让他逐渐看到其儿女来回奔波，百般耐心照顾他的辛劳与不容易，不论他如何发火、刁难，他们都是一如既往地关爱他、心疼他，不离不弃。不知道是他逐渐听进了我们的反复劝说与安慰，还是感受到了子女的拳拳孝心，渐渐地，董伯讲话的语气开始柔和了，呻吟的频率也逐渐下降了。肺部感染好转后，我们开始试着让他间断吸氧，鼓励他开始进行适当的功能锻炼，试着在走廊上走几步。为了帮助他克服内心的恐惧和担忧，起初我们让人先陪着他走，经过耐心陪伴与鼓励，不久他就基本可以独自起来走动了。他在走廊里走得轻松些了，我们又鼓励他到院子里走走，晒晒太阳，与人聊聊天，这样没过多长时间，董伯的病情就明显改善出院了。

此次出院回家后，董伯的生活质量明显改善了许多，生活习惯也开始有了变化。以前他一天到晚只能困在家里，现在除了每天晚上在家里吸吸氧，上午都可以到楼下走走路、散散心了。

4个月后，董伯因为气胸发作再次到我科住院治疗。他的女儿说，这是他这几年来住院间隔时间最长的一次了。此次住院期间，恰逢有一天需临床带教，我们本想带领同学认识一下这种案例，但看到董伯转头不想理会我们。我们也理解他的不易和痛苦，于是我对同学们说："董伯是严重的尘肺病患者，这种病例你们今后会见得越来越少了，我希望你们做医生后再也不会遇到此类尘肺病患者。毕竟现在我们的国家越来越强大了，劳动防护条件也越来越好了，这类疾病发生的概率越来越小了。但是今天我们大家遇上了，就应该向以董伯为代表的劳动者致敬。大家想想当初，他们冒着生命危险开采矿石，挖掘隧道，在艰难条件下的辛劳付出，以奉献自己的健康乃至生命为代价，才换来了各种的资源、便利的交通，打下了国家发展进步的基础，才有了我们今天美好富足的生活。你们说他们是不是值得我们尊敬爱戴的人呀？"

同学们都齐声回答说："是。"于是，我和同学们一起向董伯鞠躬致敬，不经意间我察觉到这个倔强的老人眼中含着晶莹的泪花。第二天，他的女儿惊奇地问我们，昨天到底发生了什么，感觉她老爸像是变了个人，气色也好了不少，安详柔和了许多，愿意与人交流了，突然间说自己这辈子没有白活。以前，他总是在抱怨自己一辈子辛辛苦苦忙到老，只落得个疾病缠身的结果，整天受病痛折磨，生无可恋。

很快，董伯就再次好转出院了，这次出院后，董伯明显不一样了，时不时会帮家里做点小事情，坚持每天去公园走几圈，人也有说有笑了，后来连持续吸了几年的氧气也都停掉了。

从此，董伯肺部感染的频率开始下降了，大概每年住一次院，即使住院，每次也都恢复得较快，最近还发作过一次气胸，但也很快就好转出院了。他的胸部CT显示尘肺影像没有多大变化，他依然是个重度尘肺病患者。董伯现在已经从一个每天要躺在床上输液吸氧、一年中大部分时间住在医院的人，转变成基本摆脱了病床和氧气的束缚、可以经常逛公园，还能做做家务的人。他的状态有了翻天覆地的变化，可以享受和平常人一样的生活了。

董伯从一个倔强暴躁、浑身是刺、濒临绝望的患者转变到与疾病和平共处、开心乐观的老人的主要原因是什么呢？这可能是他感受到了家人的真心关爱，感受到了人们的尊重与鼓舞，感受到了人生的意义与价值吧。有了这些，他就有了超越病痛的勇气，内心有了力量、有了温暖，感受到生活的美好，自己心态安稳了，自愈能力就容易激活了，你们说是这样吗？

（皇甫长梅）

3. 糖尿病是礼物

患者陈某某，男，43岁，大学文化。因"发现血糖升高2个月"于2013年3月入院。患者是名成功的商人，事业发展还算顺利。平时经常在外应酬、熬夜，爱吃肥腻食物。刚入院时血糖高达28mmol/L，这可是能致命的血糖水平。由于突然发现了糖尿病，患者情绪非常低落，全家人也都为之紧张。这段时间，他自己在网上收集浏览了不少糖尿病的相关资料，非常紧张，总害怕那些糖尿病并发症会真的发生在自己身上。

我们查房时感受到他和家人的紧张，于是安慰他们说："你们别紧张，2型糖尿病是一个生活方式病，是可治可控的。从现在开始，您若是注意调整生活方式，认真对待，糖尿病还可能是一个礼物，一个包装丑陋的珍贵礼物，就像一个呼唤者、提示器在让您迷途知返呢？只要您真的改变了生活方式，这个糖尿病说不定可以让您更健康长寿。"

患者一听就急了，说："哈哈，你们这些医生真是站着说话不腰疼，病没在你们身上，你们当然想怎么说就怎么说了。"

我耐心地说："我们就见过不少患糖尿病,却还可以健康长寿的人,不信,我们就来分析分析,为什么糖尿病反而可以让你们健康长寿。你们家没有糖尿病遗传史,我们检查发现您的胰岛功能还不错,有恢复的可能。如果您从现在开始认真对待,愿意改变自己,重新找到一个有利于健康、适合自己的生活方式来坚持践行,不再伤害身体、伤害胰岛功能,那您未来的健康就有保障了,从这个角度来说,您要好好感谢及早发现了糖尿病。如果您继续按照现在这种生活方式不加节制,即使不得糖尿病,将来也可能会出现心脑血管疾病等更严重的问题。现在糖尿病这个危险信号出现了,提醒您要关注自己的健康了。您从现在开始审视自己的作息、饮食习惯,调整生活方式,改变生活观念,及时走回健康之路,是不是会让您更加健康长寿呢?"

"哦,你们这样说倒是也有几分道理。"

"还有,您家太太可能也要感谢糖尿病,让您晚上少出去应酬,尽量多回家吃饭,这样您就有时间多陪太太了呀,那家庭会更加和谐幸福。您的孩子也会得到爸爸更多的陪伴和关爱,孩子高兴,您也可以享受天伦之乐。如果糖尿病让您认识到保持健康的重要性,让您更加注重家庭的融洽,更加关心父母的健康、冷暖,而经常去看望他们,这样全家岂不其乐融融,大家都更加容易健康快乐,这不是一份天大的礼物吗?"

"那岂不是很多好吃的东西我都不能再吃了啊。"

"那倒要看您如何认定什么东西叫好吃,什么好东西是您真正需要的了。首先，喜欢美食是人的天性，所谓好吃的东西往往带有童年难忘的味道或是些新奇食物，有的是真的好东西，有的可能是些偏重口味的食品，并不一定都有利健康，有些还可能损害身体。其次，您平时的应酬特别多，经常在外面喝酒、熬夜，味觉已经没那么敏锐了，许多食物本身真正的味道您就不容易品出来了，而需要添加各种作料才能刺激味蕾，才能让您觉得这是好吃的。我们身心处在比较中正平和状态时，才容易品出食物的真滋味，平常的食物里就有不少好味道，您可以慢慢品尝。最近，即使是真正的好东西，您也应避免过量食用，适量为佳。我们吃进去的食物超过身体的运化能力，消化吸收不了，反而增加身体的代谢负担，形成高血糖、高胆固醇血症、高尿酸血症等疾病。我们日常的食物荤素搭配得当，粗细调配合理，即使是清茶淡饭也能满足身体的健康需求。应季新鲜食材、五谷杂粮或是鱼肉蛋乳经过科学地烹调处理，都能转化为精华物质，滋养我们的五脏六腑，为我们提供身体所需的营养。学会了节制，您若能再注意配合一下天地四时，规律地生活起居，适当锻炼，健康生活还是可以回来的。"

经过一番沟通，患者和家属终于欣然接纳了罹患糖尿病的事实，也愿意主动配合医生治疗，调整生活方式，而不是心不甘情不愿地遵从医嘱。很快，患者的血糖就控制良好，药物开始逐渐减量，不到半年就达到可以停用降糖药物的状态，停用降糖药后血糖保持在正常范围，至今已有7年多了。

有一次，他问："我这个糖尿病是不是算治愈了？"

我说:"那要看您是如何看待治愈的了。现在不需要用任何药物,血糖都可以维持得很好,而且维持这个状态已经这么多年了,您也已经养成了适合自己的有利于健康的良好生活方式,从这个层面上来讲应该是治愈了。可是,如果您把这个治愈定义为不管我怎么胡吃海喝,糖尿病都不复发,那就未必了。您拥有了糖尿病这个忠实的'健康卫士',一旦您偏离了健康的生活方式、偏离了正确的健康之路时,它就会出来提醒您回到健康的道路上来。而很多人少了这个'健康卫士'的守护,依然无节制地熬夜,胡吃海喝,在不知不觉中就可能突然出现心肌梗死、脑梗死、肾功能不全等不良后果。这些真的是突然出现的吗?并非一朝一夕之故,其所由来渐矣。其实都不是突然出现的,只是他们体质变差,自身的敏感性被削弱,或者缺少糖尿病或其他'健康卫士'的提醒,持续不良的生活方式,直到某一天心脑血管疾病等在不知不觉中突然出现。"

他说:"原来你说疾病是礼物,只是它让我能及早回头,坦然面对疾病,从此开始认真对待自己,不再折腾,防微杜渐。幸好糖尿病这个包在疾病丑陋外壳下的礼物,让我认识到健康生活方式的重要和不易,也让我变得比以前更健康,也能让家里人更加团结温馨、更加幸福安心,谢谢!"

这个案例让我们可以换一个角度看待疾病与健康,让我们从不同的维度反思疾病。疾病只是人生的一个经历、一个过程,一时走偏,及时回头还是可以重新走上康庄大道的。作为医生,我们不但要治病,更要着眼于这个患病的人。以人为本，患者生病这个事，对他的整个生命过程来说不一定是坏事，而很可能是一个改变的契机，是让他变得越来越好的一个机会，让他懂得把握健康、珍惜他人的机会。只要他们对待疾病和健康的观念提升了，身心状态自然也就不一样了，疾病也就自然容易好转了，不再沉浸在认为自己生病是倒霉的困扰之中，而是可以自我反省、珍惜生命、把握自己与家人的未来。

心念一转，就可从痛苦走向快乐，做自己生命的主人，奔向健康幸福的人生！

（皇甫长梅）

后　记

这本书几经周折终于完稿出版了。此中反复述说了心理状态、认知与身心健康的关系，以及笔者对疾病与健康的一些粗浅的认识。负性情绪导致疾病，正性情绪疗愈疾病，有益健康。这是笔者的亲身体验，也是临床上的一些真实体会思考，更是日常生活中积累的经验。"及时调挡，聚集美好，持之以恒"必有成效。

笔者在自己病情好转期间，有幸得到一位长者的信任，时不时有些交流互动。尤其是，在他患有青光眼视网膜剥脱比较严重，需要手术的情况下，对其进行一些陪伴、安慰及身心调理。在其彷徨时，我常鼓励老人家心要淡定，切勿过度关注自己的身体，尤其是患病部位，且将心放宽、放开，多想些开心的良性信息，同时积极配合医生的治疗。他积极实行这些忠告，直到现在身心调养得都挺好。

"横看成岭侧成峰，远近高低各不同；不识庐山真面目，只缘身在此山中。"常言道，"功夫在身外""功夫在诗外"。

后 记

有时候跳出一个维度，不纠结事物本身，更容易看清问题和解决问题。为他人着想、付出，容易获得成就感，以一种平常心处事为人，更有利于健康。正如意识能级中提示的那样，喜悦祥和，平静安宁，心无挂碍，能级更高，更有利于健康。心平气和了，人的自愈力、自我调节能力才更容易发挥它的效能。焦虑、烦躁、忧郁、纠结等，犹如几根漏电的电线缠到一起，更加耗电，更容易造成跳闸、停电。使我们的身体处于失控状态，难以疗愈。

近期，笔者刚参加了一项全国性专业神经心理课程的学习培训，有幸结识了不少顶级院校的名师，老师们诚恳地告知我们，心理治疗的方法、技巧林林总总，其核心目的就是让人感受到爱与尊重，使人平静心安，可以坦然面对各种状况。心安理自得，心静能生慧，人们就自然懂得如何选择人生、安身立命了！

当然，本书旨在提起大家对从心疗病的重视，并提供一些目前所收集的证据，增强大家的信心，为健康之道做一些浅显的探讨。正所谓"见仁见智"，期待有人在其中收获到一些启发，真实受用。至于具体的安心方法，重塑措施，希望有机会再与大家交流。其实，万法不离其宗，本书中已经将基本重塑原则和方向做了说明，大家可以根据自己现状，选择现在公认的权威的方法，去体验是否适合自己。总之，能令自己心安体健、让社会和谐的方法皆是妙法。

最后，感谢樊代明院士欣然作序与鼓励叮嘱，赵斌、陈孝文教授对文章最后的点睛提点和建议，及在写书、出版过程中鼓励与支持笔者的各界老师、亲友,是你们的殷切希望与鼓励让我有勇气把自己的一些心得写下来。虽然不是很系统,但毕竟是自己内心的一些真实体会的抒发,旨在抛砖引玉,冀望对大家有所裨益。在此之际,对支持鼓励我的老师、亲朋好友,表示深深的敬意和感谢。你们无私的支持与厚爱,让我永生铭记与感恩!

尹小健

参考文献

[1] Wolffe A P, Matzke M A. Epigenetics: Regulation Through Repression [J] Science, 1999, 286 (5439): 481-486.

[2] 薛京伦主编. 表观遗传学——原理、技术与实践 [M]. 上海：上海科学技术出版社，2006.

[3] Biocarta. 2003.Charting pathways of life [EB/OL]. http: //www.biocarta.com/genes/Cell Signaling. asp.

[4] Costello J, Fruhwald M.Aberrant CpG-Island Methylation Has Non-random and Tumours-type-specific Patterns [J]. Nature Genetics, 2000, 24 (2): 132-138.

[5] 罗云，袁洁，蔡时青. 表观遗传调控健康衰老 [J]. 生命的化学，2020：1-5.

[6] 党永辉，李生斌，孙中生. 重性抑郁障碍发病的表观遗传调控假说 [J]. 遗传，2008（6）: 665-670.

[7] Tsankova N M, Berton O, Renthal W, et al. Sustained Hippocampal Chromatin Regulation in a Mouse Model of Depression and Antidepressant Action [J]. Nat Neurosci, 2006, 9 (4): 519-525.

[8] 孙中生. 抑郁症、精神分裂症与表观遗传学 第301次香山科学会

议——心理和谐与和谐社会论文集 第301次香山科学会议——心理和谐与和谐社会: 65-71 [2021-7-18].

[9] 张晓田, 朱延河, 宋天保. 表观遗传学与环境相关疾病研究进展 [J]. 国外医学(医学地理分册), 2010, 31 (4): 235-238.

[10] 朱慧渊, 韦克克, 张琛, 等. 基于情志致病理论探讨脑卒中神经-内分泌-免疫网络调控机制 [J]. 陕西中医药大学学报, 2019, 42 (5): 28-30.

[11] 刘玉明, 李珂娴, 沈先荣. 中医药对神经-内分泌-免疫网络的调节作用 [J]. 解放军预防医学杂志, 2017, 35 (01): 76-78+81.

[12] 叶慧, 翟茜, 方向明. 神经-内分泌-免疫网络和脓毒症 [J]. 国际麻醉学与复苏杂志, 2019 (5): 490-493.

[13] 孙葳, 陆大祥. 神经-内分泌-免疫调节网络与疾病 [J]. 中国病理生理杂志, 2000 (8): 90-92.

[14] 李楠. 情志致病与神经内分泌免疫网络机制探讨 [J]. 中医研究, 2008 (3): 3-5.

[15] [美] 诺曼·道伊奇著, 洪兰译. 重塑大脑 重塑人生 [M]. 北京: 机械工业出版社, 2011.

[16] [英] 乔·马钱特著, 胡大一译. 自愈力的真相 [M]. 杭州: 浙江人民出版社, 2019.

[17] 宋婷, 沈红艺, 倪红梅, 等. 健康的词源学考释 [J]. 中华中医药学刊, 2014, 32 (6): 1299-1301.

[18] 梁治学, 胡燕, 何裕民. 从"疾病"词源学探析亚健康范畴 [J]. 中国中医基础医学杂志, 2015, 21 (4): 422-423+431.

[19] 张长琳. 看不见的彩虹: 人体耗散结构 [M]. 杭州: 浙江科学技术出版社, 2019.